フードディフェンス対策と食品企業の取り組み事例

フードディフェンス対策委員会　編

日本規格協会

執筆者一覧

まえがき	若井　博雄	一般財団法人日本規格協会　標準部　担当部長	
第1章	笹川　秋彦	株式会社インターリスク総研　コンサルティング第一部 CSR・法務第一グループ　上席テクニカルアドバイザー	
第2章	齋藤　恵美	オーディス株式会社　最高審査責任者	
第3章			
3.1	星　　実	LRQAジャパン　主任審査員	
3.2	横井　秀行	SGSジャパン株式会社　食品認証事業部 認証マネジャー兼主任審査員	
第4章			
4.1	小島　正美	株式会社毎日新聞社　生活報道部　編集委員	
4.2	田村　直義	株式会社インターリスク総研　コンサルティング第一部 CSR・法務第一グループ　グループ長　上席コンサルタント	
第5章			
5.1	広田　鉄磨	ネスレ日本株式会社　品質保証部　マネージャー 品質マネジメントシステム担当	
5.2	山口　賢	株式会社シェ・ケン　総料理長	
5.3	菊池　孝治	JA全農ミートフーズ株式会社 法務・コンプライアンス本部品質保証室長	
5.4	石富　明	スターゼン株式会社　企画管理本部　品質管理部 SQF推進室長	
5.5	森川　惠介	サントリーホールディングス株式会社　品質戦略部　課長	
5.6	大山　稔	テーブルマーク株式会社　常務執行役員　食の安全管理担当	
特別寄稿	伊藤　正史	元・株式会社イトーヨーカ堂　QC室　食品担当GM	

まえがき

食の安全を語るには，以下の3つの側面が必要です．
1. フードセキュリティー（食の安全保障）
2. フードセイフティー（食の安全）
3. フードディフェンス（食の防御）

このうち，1.食の安全保障は，日本規格協会が昨年末に発行した書籍『地球の破綻　21世紀版成長の限界』（安井至著）のなかで触れています．価格の乱高下は防げないが，絶対量が足りなくなることは当面はなさそうというのが結論です．

2.食の安全は，協会としてセミナーを継続しております．これまでは，放射線測定や表示に焦点を当ててきました．今年初めに『わかりやすい放射線測定』（松原昌平他著）を発行いたしました。

そして3."食の防御"が，この本の出版です．

食の防御は，人の"性悪説"に立って考える必要があります．フードディフェンスの評価方法としては，米国FDAのFIRSTが有名です．すなわち，
1. Follow：会社のフードディフェンスプランとその手法に従うこと
2. Inspect：施設やその周辺を調査すること
3. Recognize：いつも何か変わった点を見逃さずに認識すること
4. Secure：すべての原料，製品の安全を確保すること
5. Tell：何か異変や不審者に気づいたら上級者に報告すること

です．

ディフェンス，テロという言葉には，私は食にあっては若干の違和感を感じるのですが，しかし，空港での身体チェックを考えてみると納得できます．上記のFIRST原則がそのまま実行されていることが理解できます．

米国の空港でのテロ対策，身体チェックは日本に比して，また，欧州に比して，徹底されていることは，実感するところです．私も身体チェックを受ける

ときは，嫌な気持ちになりますが，しかし，飛行機の中でテロが行われたら，わたしの命はありません．そういう意味で，米国発の飛行機には安心を感じます．それが世界の現実と思います．準備してきちっと対応していることが安心感を与え，事故を防ぎます．

仙台の水道局の方に，2011年の大震災後の復旧で一番役に立ったことは何かとうかがいましたら，"神戸の震災の後，広域協力の計画をつくり，実際の訓練をやってきたのが一番役に立った"とおっしゃっておられました．

津波の訓練を行っていた小学校の生徒さんが全員逃げのびて賞賛されました．知り考えることでは不十分，実行に結びつけられる準備が重要なのだと思いました．

フードディフェンスも，実行が伴わないと，なりません．実際に動かすには，体制づくりに加えて，内部と外部の人間と人間との関係，コミュニケーション，リスクコミュニケーション力が必要不可欠になります．大企業は対応されていると信じてます．それがブランドネームです．

私たち標準化機関の最も重要な普及策は，ISOや欧米の国際標準化機関におきましても同じですが，中小企業様に規格を使っていただくようにビジネスを展開することです．中小企業様に対応するには理想論は追いません．しかし，中小企業だから大企業の水準はいらないとはまったく考えません．私たちはできる範囲のことをていねいに説明することが重要なのです．

フードデフェンス体制を個別につくって，認証を受けていただくということはやめたい．個別に文書管理することもやめたい．インテグレイテッドマネジメントシステム，企業全体としてのアプローチをお願いしたい．

震災後の日本国民の，一致団結して復旧にまい進した姿は世界から称賛されました．しかし姿・行為への賞賛には賞味期限があります．成果が出ないとなりません．成果は日々継続した準備をしないと得られません．この本はそんな準備に資する本を目指したものであると考えています．

（一般財団法人日本規格協会　若井博雄）

目　次

まえがき

第1章　フードディフェンスの重要性と現状の課題　7

1.1　フードディフェンスが求められる背景……………………………… 7
1.2　食品衛生法と法令違反による回収 …………………………………… 10
1.3　アンケート調査からみてとれる意図的な異物混入被害の
　　　発生状況とその対策 …………………………………………………… 11
1.4　フードディフェンスの取り組み方法 ………………………………… 12

第2章　Defending food and drink（食品・飲料の防除）の必要性　19

2.1　国内外におけるフードテロ対策 ……………………………………… 19
2.2　PAS 96:2010の導入の基本 …………………………………………… 21
2.3　脅威評価重要管理点（TACCP）……………………………………… 23

第3章　FSMSにおける対策の要求事項と審査のポイント　33

3.1　ISO/TS 22002-1におけるフードディフェンス対策の
　　　要求事項と審査のポイント …………………………………………… 33
3.2　SQFにおけるフードディフェンス対策の
　　　要求事項と審査のポイント …………………………………………… 45

第4章　フードディフェンスに関する危機管理　55

4.1　食品リスク事件において，情報発信はいかにあるべきか ………… 55

4.2 食品事故発生時の緊急時対応策……………………………………67

第5章 食品企業における
フードディフェンス取り組み事例　　81

5.1 FSSC 22000 取り組み事例――ネスレ日本株式会社……………81
5.2 ISO 22000 及び ISO/TS 22002-1 取り組み事例
　　　　　　　　　　　　　　　――株式会社シェ・ケン…94
5.3 SQF 取り組み事例(1)――JA 全農ミートフーズ株式会社………109
5.4 SQF 取り組み事例(2)――スターゼン株式会社……………………125
5.5 自社規格での取り組み事例(1)
　　　　　　　　　　　――サントリーホールディングス株式会社…132
5.6 自社規格での取り組み事例(2)――テーブルマーク株式会社……144

特別寄稿　小売業の立場からみた食品メーカーへの提言………………157

索　引………………………………………………………………………168

第1章 フードディフェンスの重要性と現状の課題

1.1 フードディフェンスが求められる背景

サスペンスドラマや時代劇などのテレビ番組・映画等で，食事に毒を盛るシーンを見たことがある人も多いだろう．犯人が料理人に扮して調理場に毒物をもちこむ，料理を運ぶ際に毒物を混入等の手口でターゲットを暗殺しようとするシーンである．食品に意図的（故意）に毒物を混入することは，その入手も含めて容易である一方で，その対策方法として，すでに古代ローマ時代には皇帝の食事に対して毒殺を回避するために毒見役が置かれていたり，日本でも平安時代には宮中に薬子と呼ばれる毒見役がいたという史実がある．

近代の日本では，1961年の名張毒ぶどう酒事件（5名死亡）や1984年のグリコ・森永事件，1985年のパラコート事件（13名死亡）等が発生し，1987年には"流通食品への毒物の混入等の防止等に関する特別措置法"が施行された．1998年には和歌山県のヒ素カレー事件（4名死亡）等，その後も加工食品に毒物を混入させる事件が続発している．アメリカでも1982年には鎮痛剤に青酸カリを混入させた事件（7名死亡），1984年，1996年には食品に微生物を混入させる等，さまざまな事件が発生している．

国際的には2001年9月に発生した同時多発テロ事件を契機に，食品がテロの道具として使われる可能性が指摘され，国際的にフードディフェンスへの関心が一気に高まった．翌2002年6月にはアメリカでバイオテロ法"公衆の健康安全保障ならびにバイオテロへの準備および対策法"が成立し，食品安全対策強化の動きが強まった．また，世界保健機構（WHO）は2002年5月の世界保健総会で，生物や化学物質あるいは放射性物質の意図的悪用による市民に

対する脅威について深刻な懸念を表明した決議を採択し，同年12月には"テロリストの食への脅威：その防止と対処システムの確立と強化のための手引き（2008年5月改定）"を発行している．

日本でのフードディフェンスへの取り組み強化の契機となったのは，2008年に発生した中国産冷凍餃子事件があげられ，その後に模倣事件が多発し，食品事故の社会的影響（企業ダメージ）の増大，消費者の食品安全意識の高まりにより，食品への意図的汚染に関する対策（食品防御／フードディフェンス）の必要性が論じられるようになった．

昨今，話題となったマスコミ等で報道されている食品等への異物混入事件を表1.1に示す．

2003年以前は主に流通段階で，それ以降は主に食品の製造段階で異物が混入されるケースが多く発生しており，製造工程を異物の意図的混入から保護することが認識されるようになってきた．

これらの事件は，会社・個人への恨みやいやがらせ，宗教的，政治的な問題や社会的反発から発生していると考えられる．また，同じような手口で模倣的な事件が頻発することも特徴的である．

一方，汚染された食品は無差別に消費者へ健康被害を与え，喫食前の外観や臭気だけでは判別しにくいことも相俟って，事件はいつ・どこで，どのくらいの規模で発生するかもまったく不明であることから，心理的・経済的な損失が大きい．またFrom Farm to Tableと呼ばれる長いフードチェーンに加え，グローバル化した現在では国際的にフードディフェンスに取り組む必要がある．

3・11の東日本大震災や原子力発電所の事故では"想定外"という言葉が頻繁に使用されたが，食品への意図的な異物混入事件は上記のように発生しており，国民も一定の予見，事件を認識しているため，食品関連企業にとっては"想定外"ではすまされない喫緊の課題となっている．ひとたび食品への意図的な異物混入事件が起これば，風評も含めて甚大な実害を被り，被害者への謝罪，食品衛生法違反に伴う製品の回収，組織の信頼損失と回復などの具体的なアクションプランを含めた緊急時対応や事業継続計画等の確立，見直しが必要にな

1.1 フードディフェンスが求められる背景

表 1.1 食品等への意図的な異物混入事件

発生年	事案概要
1961 年	名張毒ぶどう酒事件（5 名死亡）
1982 年	米国で鎮痛剤に青酸カリを混入（7 名死亡）
1984 年	グリコ・森永事件：小売店の商品に青酸カリを混入
	米国で宗教団体が選挙の妨害を狙い，サラダバーにサルモネラ菌を混入させ，751 名が食中毒
1985 年	パラコート事件（13 人死亡・模倣 34 件）：農薬をジュース類に混入，主に自販機
1993 年	米国でダイエットペプシ缶に注射針混入
1996 年	米国で食堂の菓子パンに赤痢菌を混入させ，同僚 12 名が感染
1998 年	和歌山県のヒ素カレー事件（67 人搬送，4 名死亡）：亜ヒ酸をカレーに混入，カレーCM自粛，模倣犯多数発生
	アジ化ナトリウム混入事件：お茶等に混入，5 件の模倣犯罪
2001 年	米国でテロリストが炭疽菌を手紙に入れ郵送，23 名以上が発病，うち 5 名が死亡
2003 年	米国でスーパー元店員がひき肉に殺虫剤混入，約 100 名に被害
2005 年	英国でチリパウダーに染料，処理に数億ポンドの費用
2007 年	英国でナッツフリー工場にナッツ混入，売上 5％損失
2008 年	ペットボトルに除草剤・殺虫剤を混入（4 件）
	中国産の冷凍餃子に高濃度の殺虫剤メタミドホスを混入
	中国産の冷凍サバに殺虫剤ジクロルボスを混入
	中国産の冷凍インゲンに高濃度の殺虫剤ジクロルボスを混入
	和菓子に殺虫剤を混入（犯人自殺）
2012 年	ペットボトルに硫酸タリウムを混入（同僚 5 名が重症），犯人在籍会社名が公表
	小学校 3 校の学校給食の食材にタバコを混入，犯人逮捕

る．このように，食品への意図的な異物混入に対する安全性確保やフードディフェンスは，古くて新しいリスク対策といえる．

1.2 食品衛生法と法令違反による回収

食品汚染が要員による操作ミスか意図的な汚染（意図的な不良）かを問わず，市場に流通している食品が異物混入も含めて汚染されており，人の健康を損なう恐れのある場合には，食品衛生法違反に該当するため，保健所へ届け出たうえで不具合品を回収しなければならない．当該法令では，次に掲げる①〜④の食品等は，これを販売し，又は販売の用に供するために，採取し，製造し，輸入し，加工し，使用し，調理し，貯蔵し，もしくは陳列を禁止しているからである．

① 腐敗し，もしくは変敗したもの又は未熟であるもの．
② 有毒な，もしくは有害な物質が含まれ，もしくは付着し，又はこれらの疑いがあるもの．
③ 病原微生物により汚染され，又はその疑いがあり，人の健康を損なう恐れがあるもの．
④ 不潔，異物の混入又は添加その他の事由により，人の健康を損なう恐れがあるもの．

食品衛生法は，食品の安全性の確保のために公衆衛生の見地から必要な規制その他の措置を講ずることにより，飲食に起因する衛生上の危害の発生を防止し，もって国民の健康の保護を図ることを目的としている．ここで，食品への危害発生の防止対策としては，HACCP（Hazard Analysis and Critical Control Point）手法や食品安全マネジメントシステム等の導入が考えられるが，食品安全マネジメントシステム等は異物の除去方法の確立であるのに対して，フードディフェンスは，システム等への攻撃を想定して対策を講じることになる．

なお，一般財団法人食品産業センターの食品事故情報告知ネットによれば，2011年（1月〜12月）の1年間で食品関連企業が不具合のある食品を市場から回収する旨を公表した総数は554件，そのうち微生物及び化学物質の混入が73件，異物（夾雑物を含む）の混入は41件であった．また，厚生労働省

に届け出のあった同期間に発生した食中毒事故は 1,062 件，患者数 21,616 名，死亡者 11 名であった．食中毒事故も微生物や化学物質（微生物の代謝物を含む）が異物として食品に付着していた結果であり，混入していた異物が原因で人に健康被害を及ぼしている．

下記の企業アンケート調査によれば，0.3％の事業所で取り扱う商品に，意図的な汚染により健康被害が発生したとの回答が得られている．上記のように年間発生している食品事故の一部が，要員による意図的汚染（意図的不良）が原因であった可能性は否定できない．

1.3　アンケート調査からみてとれる意図的な異物混入被害の発生状況とその対策

内閣府国民生活局は，国内の民間事業者の食に対する意識と食品安全・食品防御への対応状況及びその課題を分析し，今後，事業者，食品関連事業者団体，行政がとるべき対応策を検討するうえで参考データとすることを目的として，全国に所在する食品関連事業者 58,173 社（本社・本所）を対象にしたアンケートを実施し，2009 年 7 月に"フードチェーンにおける安全性確保に関する食品産業事業者アンケート調査報告書"として公表した．

アンケートの質問のひとつ"あなたの事業所・店舗等が過去 5 年間での取扱う食品への意図的な汚染による健康被害の発生状況について"の回答結果を業種別，回答別に整理し表 1.2 に示した．

健康被害が発生したと回答した事業所等の割合をもとに各業種の回答者数から逆算すると，数箇所から数十箇所の事業所で健康被害が実際に発生していることがわかる．なお，"今後，発生する可能性あり"と答えた事業所は全体で 20％以上，アンケート結果を従業員 300 人以上の事業所にしぼると 80％を超えて，現在の態勢では異物の意図的混入があってもおかしくない状態であることを認識している．

一方，アンケートの質問事項に，意図的な汚染を防ぐための取り組みとして

表 1.2 アンケート回答結果（事業所・店舗等が取扱う商品への意図的な汚染の発生）

業種	健康被害が発生した	発生しそうになった	今後，発生する可能性あり	今後も発生する可能性はない	分からない	無回答
製造業 (5,192 事業所)	0.2% (10 事業所)	0.7% (36 事業所)	29.7%	54.4%	12.9%	2.2%
卸業 (2,233 事業所)	0.1% (2 事業所)	1.1% (25 事業所)	26.6%	57.1%	12.9%	2.3%
小売業 (3,175 事業所)	0.5% (16 事業所)	1.1% (35 事業所)	20.8%	57.7%	16.1%	3.8%
飲食店 (1,765 事業所)	0.3% (5 事業所)	0.6% (11 事業所)	22.9%	59.5%	13.7%	2.9%
合計 (12,365 事業所)	0.3% (33 事業所)	0.9% (107事業所)	—	—	—	—

（有効回答者：13,099 人，有効回答率：22.5％）

実施している対策を選択する問いがある．その回答をみるかぎり，主として顧客や取引先との情報交換，従業員への情報共有や教育をしていると答えた企業は全体の20％〜30％程度であり，物理的なセキュリティであるフェンスの設置やアクセス制限，監視カメラ等のハードの設置は10％程度．また，フードディフェンスの対策は必要だが取り組み方法がわからないとの回答が20％程度あった．

企業組織において，食品への意図的汚染への懸念や危機感は抱いているものの，その対策としては従来の食品安全対策の延長線上であり，フードディフェンス対策の構築は遅々として進んでおらず，具体的な取り組み方法を模索している状況にあると言える．

1.4　フードディフェンスの取り組み方法

1.4.1　アメリカに学ぶフードディフェンス対策

2001年の同時多発テロを契機に制定されたバイオテロ法を踏まえ，フード

1.4 フードディフェンスの取り組み方法　　　　13

表 1.3　アメリカにおけるフードディフェンスの取り組み

取り組み	内容／詳細
食品製造業，食品加工業及び食品輸送業者のための食品安全予防措置ガイドライン	下記の5つのセクションより構成された組織の脆弱性（箇所）の洗い出しや気づきを促すために作成されたチェックリスト 1. 組織マネジメント：テロの可能性への対策，監督体制，製品回収計画，不審行動調査，対応策の検討 2. 人に関する管理（従業員及び関連事業者の従業員）：従業員の採用，日常業務の担当，従業員の識別，アクセス制限，個人の所有物，異常時の教育・訓練，従業員の不審行動 3. 人に関する管理（部外者）：訪問者（業者も含む），侵入者（工場敷地内への正規の出入り口以外からの侵入） 4. 施設管理：物理的管理，危険物・有害物質等の保管と使用の安全性 5. 業務運営：原材料・資材の受け入れ管理，原材料・資材等の保管体制，水道その他供給関係の管理，最終製品の管理，コンピューターシステムへのアクセス
CARVER＋Shock分析	システムや施設の攻撃を受けやすい脆弱な部分を7つの視点から数値化し，脆弱箇所を特定する評価方法．専門家によりサプライチェーン全体を実地評価．CARVERは次の6項目の頭文字をとったもの C（Criticality：危険性）：攻撃による公衆衛生および経済に対する影響の度合い A（Accessibility：侵入可能性）：目標へのアクセスと離脱可能性 R（Recuperability：回復可能性）：攻撃から回復するためのシステムの能力 V（Vulnerability：脆弱性）：攻撃の達成の容易さ E（Effect：影響）：生産量の損失を指標とした攻撃による直接の損失額 R（Recognizability：認識容易性）：攻撃対象を特定する容易性 ＋Shock（心理的影響）：攻撃による公衆の健康，心理及び経済への総合的影響
Employees FIRST（従業員第一）	フードディフェンスに関する従業員の教育・訓練が組織を守る第一の手段とする考え方．FIRSTは次の5つの観点の頭文字をとったもの Follow company food defense plan and procedures. 　（会社の食品防御計画と実施方法に従う） Inspect your work area and surrounding areas. 　（職場内と施設周辺を点検する） Recognize anything out of the ordinary. 　（通常と違うことすべてに気を配る） Secure all ingredients, supplies, and finished product. 　（原料，材料等の納入品や最終製品を安全に確保する） Tell management if you notice anything unusual or suspicious. 　（通常と違うこと，不審なことに気づいたら，上司へ連絡する）

ディフェンス先進国のアメリカでは，表 1.3 に示したように FDA や USDA が食品テロに対する施策，情報等を web サイトで公開している．

この他に，国や地方，食品業界代表者のフードディフェンスへの意識向上を目的に，フードディフェンス態勢を構築する際に注意すべき 5 つのキーポイントをその頭文字で表現した ALERT（警戒態勢）と称する取り組み手法（42 ページ参照），公表されているガイドラインや分析方法，キーポイント等は自社工場全体の脆弱性を検討する際には有用である．しかし，脆弱性の洗い出しや危険性を減少させるように改善を図るには抽象的であり，日本では，必ずしも社会風土に即しているとは言い難く，普及していないのが現状である．

1.4.2 製造プロセスをふまえた要員別の脆弱性評価方法

著者らは，企業のフードディフェンスに関するコンサルティング経験から，意図的な異物混入による被害は，脅威と脆弱性とが結びついたときに発生すると考えている．図 1.1 に示したように，脅威が脆弱箇所に近づけなければ被害は発生しないし，たとえ近づくことができたとしても，脆弱でなければ攻撃できないからである．

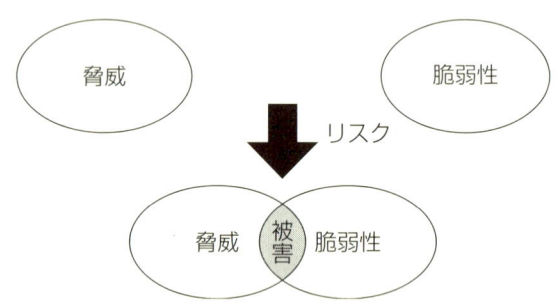

図 1.1　被害発生の可能性に関する概念図

食品への意図的混入の被害リスクを低減化させるためにも，自社にとって"どのような脅威が想定され"，"どこに（どの工程に）脆弱性があるか"を把握することが重要となる．脅威とは，悪意をもった要員であり，元従業員も含

めた第三者，納品やメンテナンス等の業者，自社の役職員に他ならない．ここで，意図的に混入する異物の毒性の強弱，性状，濃度，数量等は脅威として考慮するのは不適当である．なぜならば，彼らが現地調達もしくは工程内にもちこんだどのような異物であっても，混入されてしまえば多少にかかわらず当該ロットや仕掛品すべてを出荷止めもしくは市場にある場合には回収しなければならないからである．

　地域に開かれた工場として，第三者が容易に敷地内に進入できたり，コスト削減の一環として，納品業者が工場の指定されたライン内に納品している場面も散見される．かりに悪意をもった要員が施設設備内のどこで侵入できるか／どこで止めるかを考慮して対策を講ずる必要がある．

　一方，彼らが施設設備内に侵入できたとしても，異物混入を実行するには綿密な計画が必要であったり，ラインがカバーで覆われていた場合，異物を投入するにはアクション（例えば，カバーを外す）が必要であったり，開放系のためとっさに異物を投入できるなど，脆弱性を実効性の難易度で客観的に数値化することができる．

　表 1.4 に脅威となる対象と脆弱性の数値化について示す．

　脆弱性（実行するのに容易／難易）は事業所内の工程やラインごとによって異なる場合が多い．そこで，図 1.2 のように，自社の現状評価を行う場合の脅威の対象を外構（工場入口）や原料の受け付けから製品の出荷までの工程に対し，脅威となる対象別にマトリックスを組み，工程ごとに想定される攻撃形態（リスクシナリオ）を一覧化することで，現行の対策の抜けもれや改善点を探ることができる．

表 1.4　脅威の対象と脆弱性の数値化

脅威の対象	悪意をもった第三者の侵入の容易性 悪意をもった業者の侵入の容易性 悪意をもった従業員の侵入の容易性
脆弱性の数値化	レベル 3（とっさにできる） レベル 2（アクションを加えればできる） レベル 1（実行するには計画が必要）

		リスクシナリオ（例）						対策優先度	対策室		その他
		(悪意ある)第三者	脆弱性レベル	(悪意ある)業者	脆弱性レベル	(悪意ある)従業員	脆弱性レベル		施設面	運営面	
場所・工程	原料入荷口	・業者に成りすまし…	1	・故意に不良品を混入	2	・故意に不良品を混入	3	高	・監視カメラ	・納入数量の確認	
	原料倉庫・タンク	・倉庫に侵入し異物を混入	1	・倉庫に侵入し異物を混入	1	・倉庫に侵入し異物を混入	2	中	・監視カメラ	・倉庫の施錠	
	加工1	(侵入不能)	0	・メンテナンス時に異物混入	1	・ライン従事中に異物を混入	2	中	・開放部分にカバー	・来場業者のチェック	
	加工2	(侵入不能)	0	(侵入不能)	0	・サンプリング扉から異物を投入	3	高	アクセス制限	・作業マニュアルを…	
	包装	(侵入不能)	0	(侵入不能)	0	・パッカーから異物を投入	3	高	・開放部分にカバー	・作業服のポケットを…	
	…	…不良品	1			・侵入し不良と差替	…		…	…	
						特定従…			施錠		
	受水槽		1								
	危険物保管庫		0								
	…	…									

工程ごとにリスクシナリオ検討 → 脆弱性レベルの評価 → 優先順位づけ → 対策の検討

図 1.2 フードディフェンスに対する現状評価と対策案一覧表

なお，優先度の考え方は脆弱性評価のみによる判断ではなく，以下のような要素もふまえたうえで対策し，優先度の高い工程・プロセスを判断すべきである．

① 多数・多種の製品が影響を受ける工程かどうか
    （例：複数製品に使用される原材料の汚染）
② 対象製品のロット特定が困難となる工程かどうか
    （例：多数の製品に共通する"混合"工程）
③ 被害防止のための"最後の砦"以降の工程かどうか
    （例：最後の金属検出機以降の金属異物混入リスク）
④ 脆弱性が突出して高い工程かどうか
    （例：脆弱性が実質的にレベル3を超えている工程）
⑤ 有害物質等の管理
    （例：試薬，洗剤等の化学物質，ラインアウトした異物等の管理）

最後に脆弱な箇所を表1.5のようにリストアップし，優先順位の高い場所か

ら改善していくとよい.

表 1.5 脆弱な箇所のリストアップ例

例）箱詰め工程	評価概要	
	脆弱性レベル	レベル 1（実行するには計画が必要）
	リスクシナリオ	・コンベア上で業者が製品を差し替える. ・消費者が食中毒になり店頭回収, 回収ロット範囲不明, 原材料／在庫廃棄, 犯人不明, マスコミ対策…
	推奨対策	カバーを設け, 施錠する

1.4.3 食品安全マネジメントシステムのフードディフェンスに関する要求事項をふまえた取り組み

食中毒や異物混入の予防策としての食品安全マネジメントシステム（FSMS）の構築が推奨されているなかで，FSSC 22000：2010 や SQF 2000（6th Edition／2008 年），AIB 国際検査統合基準等の規格において，前提条件プログラムとしてフードディフェンスに関する要求事項が盛りこまれるようになってきた. これらの要求事項の解説については次章に譲るが，各要求事項を自社の態勢に合わせて解釈し，フードディフェンスの取り組みに対して第三者認証機関から評価，監査を受けることにより気づきを得ることもひとつの手法である.

（株式会社インターリスク総研　笹川秋彦）

第2章 Defending food and drink（食品・飲料の防除）の必要性

2.1 国内外におけるフードテロ対策

2.1.1 世界各国におけるフードテロ行為の発生現状

国内では，1984年のグリコ・森永事件，2008年中国産冷凍餃子事件が発生しているが，この事件は健康被害をもたらし直接的に食品へ有害物質を混入したものであり，被害の範囲はごく一部分にとどまっていた．しかしこの行為が食品製造工程内で発生していれば，被害の範囲は拡大することは予測される．

このような認識から，国内ではフードテロ行為の発生状況は確率的にかなり低く一般的に認識も低い．

一方世界各国では2001年9月11日に米国で発生した同時多発テロ事件を機に，テロの発生に関する認識が高まり，テロ対策は国家防衛上の優先的な課題となっている．米国食品医薬品局（FDA：Food and Drug Administration）による"食品セキュリティ予防措置ガイドライン'食品製造業，加工業及び輸送業者'編"を制定している．

PAS 96:2010は，英国の状況で書かれているため，国内では上記のガイドラインを参考に"食品防御対策ガイドライン"を作成している．

2.1.2 FDA食品安全強化法（米国）

米国ではオバマ大統領が2011年1月4日に署名し法律となった"FDA 食品安全強化法"（FSMA）は，FDAが食糧提供の安全性を保障することにより公衆衛生をより保護できるようにするものである．

"食品安全強化法 第103条 危害分析及びリスクに基づく予防管理措置の

第 2 章　Defending food and drink（食品・飲料の防除）の必要性

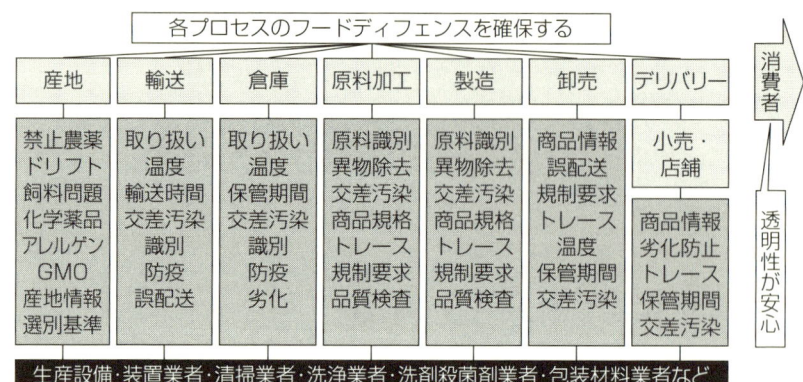

図 2.1　フードサプライチェーン

義務付"（施行日 2012 年 7 月 4 日）がある．

以下は，第 103 条の抜粋である．

- 当該施設に関係しうる，以下の危害を含む既知あるいは合理的に予測可能な危害を確認・評価しなければならない．
- 生物学的，科学的，物理的及び放射線の危害，自然毒，殺虫剤，薬物残留，腐敗，寄生虫，アレルゲン，及び未承認の食品・色素添加物
- 自然発生しない意図せずにもたらせる危害を確認・評価しなければならない．
- テロ行為を含む，意図的にもたらせうる危害を確認・評価しなければならない．
- 危害を分析した文書を作成しなければならない．

この食品安全強化法にあるように HACCP での危害分析にテロ行為を含むことにより予防が実施される．米国では，フードディフェンスのテロ行為は通常の危害として考慮されていることが明らかである（図 2.1）．

FDA 食品安全強化法の詳細は，FDA ホームページより入手可能である．

2.1.3 食品防御対策ガイドライン（案）（日本）

米国 FDA による"食品セキュリティ予防措置ガイドライン"を参考に日本における食品工場の責任者が講じるべき対応をまとめたガイドラインを作成している．

このガイドラインは 2 つの推奨レベルに分けて作成している．

また，法的な規制や強制力を伴うものではなく，各食品工場において，その規模や人的資源等の諸条件を勘案しながら，"実施可能な対策の確認"や"対策の必要性に関する気づきを得る"ために活用されることを念頭に作成したものであり，その趣旨を踏まえた活用を願うものである（以下，食品防御対策ガイドライン（食品製造工場向け）より抜粋）．

優先的に実施すべき対策及び可能な範囲での実施が望まれる対策として，下記項目がそれぞれのレベルごとのガイドラインが"厚生労働科学研究費補助金　食品の安全確保推進研究事業"によって作成されている．

- 組織マネジメント
- 人的要素（従業員等）
- 人的要素（部外者）
- 施設管理
- 入出荷等の管理

なお，ガイドランに示した項目については，定期的・継続的に確認されることが望ましい．

ガイドラインの詳しい詳細は，"厚生労働科学研究費補助金　食品の安全確保推進研究事業"より入手可能．

2.2　PAS 96:2010 の導入の基本

2.2.1　PAS 96:2010 の概要

PAS 96:2010 はガイドラインであり，要求事項ではない．企業の活動内容，

作業工程，製品特性により導入方法は異なる．さまざまな観点からのリスク評価によって導入レベルを決定する必要がある．

国内でもよく活用されている，HACCPと同様に過剰なシステム管理や工場施設ではなく，いたって普通の環境でPAS 96:2010を導入し運用する必要がある．PAS 96:2010導入において具体的に食品に対するテロリストの脅威を低減するために重要なことは脅威評価重要管理点（Threat Assessment Critical Control Point）の制度である．

PAS 96:2010のガイドラインは3章から15章までで構成されており，3章はフードディフェンス（食品防御）の目標，4章はフードディフェンス（食品防御）の対応レベル，5章は想定，6章はTACCP（脅威評価重要管理点），7章は脅威評価，8章は臨時スタッフの管理システム，9章は建物と敷地のアクセス管理，10章は関連区域へのアクセス管理，11章は輸送車両の安全な保管，12章は材料へのアクセス管理，13章は工程へのアクセス管理，14章は攻撃から回復するための不測事態対応計画，15章はフードディフェンス（食品防御）方法の監査及び検討となっている．

すべてのガイドラインが不可欠であることが大前提ではあるが，フードディフェンスを導入するうえで中核となり，6章にはTACCP（脅威評価重要管理点）における具体的な内容が記載されている．

フードディフェンス（食品防御）がうまく導入できない組織や過剰なシステムになっている組織は，このPAS 96:2010にもとづいて見直すとよい．

2.2.2　食品及びフードサプライに対する悪意ある，イデオロギー的に動機づけられた（テロ攻撃の）脅威

（1）食品及び飲料に対する3つの一般的脅威を想定する．
　① 健康被害及び死さえももたらす有害物質による悪意ある汚染
　② 食料不足につながる，サプライチェーンへの妨害行為
　③ テロリストまたは犯罪目的のための，食品及び飲料の悪用

(2) PAS 96：2010 ガイドラインの目標
- 悪意ある攻撃の可能性（機会）を減少させる
- 攻撃の重大性（影響）を減少させる
- 組織の評判（ブランド）を保護する
- 食品を保護するために"相応の"手段がとられていることを顧客，マスメディア，及び社会に再保証する
- 国際的な期待に適合し，同業者・取引相手の作業を支援する

(3) フードディフェンス（食品防御）の幅広いテーマ
食品団体に脅威が発生する際に，実施される対応レベルが 3 つある．
- 標準：日常の活動でリスクを防止する
- 高度：特別な予防安全手段を実施
- 特別：特定の脅威に対し予防安全手段を実施（例：行政機関の行動が含まれる場合がある）

2.3　脅威評価重要管理点（TACCP）

2.3.1　TACCP とは

Threat Assessment Critical Control Point の略で，脅威評価重要管理点である．

HACCP は，提供する食品安全性が食品安全マネジメントシステムによって適切に確保されているかが焦点となっている．また，システム構築において具体的に食品の安全性を確保するために重要なことは，危害要因分析の制度である．

危害要因分析に"事実との差異""専門性の不足""危害の見落とし"などがあるとシステムの効果を左右することになり，その後の HACCP プランによる危害制御が無意味になることもある．

危害とは明らかに対照的に，脅威は，悪意ある意図をもつ個人及びグループ

から生じる．脅威の規模は3つの特徴に左右される．
- 将来の攻撃者の動機，イノベーション及び能力
- 標的の脆弱性
- 攻撃が成功する場合の予想される影響

脅威の規模をふまえ，体系的評価，脆弱点を確認するための工程の調査，個人及びグループによる悪意ある攻撃に対する回復力を向上させるための救済処置でもある．

HACCPシステムを導入し，使用薬剤の性質を物理的・化学的・生物学的に食品自体のリスクを除去し，従業員は，HACCPシステムに従って活動をおこなう．さらに，攻撃方法を予測し，予防策を特定するために創造的思考が必要である．TACCPは予防手段である．事業継続マネジメント（BCM）内で管理するケースが多々見受けられる．

2.3.2 TACCPの悪意ある攻撃の想定
- 個人又はグループ，内部の人間による悪意ある攻撃
- 長期的な慢性疾患ではなく，急病や急な損傷につながる汚染に関心
- 小売容器及びサプライヤーによる犯罪
- 加工と包装作業に関する専門知識及びそれらへのアクセスの知識
- 予防手段（物理的，電子的，人的）を考慮する
- ライフサイクル全体を基準
- 食品製造に焦点

2.3.3 TACCPのプロセス
TACCPの効果的なシステム構築をするため，HACCPシステムを導入し，食品自体及び工程内でのハザードを除去していることが前提である．HACCPシステムでは"悪意ある攻撃"は想定していないが，TACCPシステムを導入することにより"悪意ある攻撃"を危害として想定することが必須である．

2.3 脅威評価重要管理点（TACCP）

(1) TACCP チーム

正しい TACCP システムを組織に導入・管理するには，多方面での知識と経験を持ちあわせた"TACCP チーム"が必須である．

TACCP チームリーダが責任者となり，組織に応じた規模で構成することになる．組織内におけるルールづくりや，管理体制にかかわることのなかで各部門から代表者が TACCP チームをつくり，各セクションにおける必要な情報の収集を行いたい．TACCP チームの専門性として，"作業（建物と敷地，工場，

表2.1 TACCP チーム名簿

名前	役割	力量	客観的記録	所属・役職
○○太郎	TACCPチームリーダー	食品安全知識 製造工程の知識 工場立地条件の知識	経営層（役員） ISO 22000 外部研修合格	専務
○×花子	食品安全情報の開示 訪問者への管理	自社商品の食品安全知識 訪問者からの脅威の知識	自社商品の安全性解説研修	営業部長
	苦情対応	苦情対応知識	苦情対応研修受講	
××次郎	購買製品の安全性確認 購買先リストの管理 購買先（訪問者）管理	購買製品別の必要情報知識	原料・資材の危害研修受講	総務部長
	食品安全教育の検証	教育訓練の効果確認能力	教育訓練効果判定を自社教育	
×△義男	工場内の食品安全ルールの遂行	ルール検証能力 工程管理能力 ハザード分析能力 フードディフェンス知識	ISO 22000 外部研修合格証	工場長
△△雄一	危害要因の特定と検証	ハザード分析能力 工程管理能力	生物学科卒 保健所定例研修	品質管理部長
△×修二	工程と機器の情報管理	工程・機器知識	HACCP 指導員外部研修受講	1課責任者
	日常業務検証	日常業務経験	管理業務3年以上	

26　第2章　Defending food and drink（食品・飲料の防除）の必要性

事業所）に対する脅威になる可能性のある個人又はグループを識別する""製品""工程""悪意ある攻撃の想定"などの専門性が含まれる．製品自体の危害が前提となるため"HACCP の知識"も考慮する必要がある．どの程度の専門性が必要かは脅威の評価が正しくできるメンバーであることを前提に選定していきたい．また，TACCPチームは組織内の弱点を管理することにもなるため，機密性のある報告及び記録が必要となる（表2.1）．

(2) 脅威の評価

HACCP システムを導入している企業は，フローダイアグラム及び危害分析リストにフードディフェンスを考慮した危害分析を実施する必要がある．

脅威評価分析の例は，事業，作業，及び製品によって異なる．

HACCP システムの危害分析リストへフードディフェンスの要素を考慮して実施することにより無理なく脅威評価が可能である（表2.2）．

2.3.4　要員の安全保障

要員とは，食品加工に直接又は間接的に関与する内部の要員を対象としている．この内部の要員には，不定期のスタッフや下請けスタッフも含まれる．下請けスタッフとは，派遣によるスタッフや施設内へ訪問する要員も含まれる．

要員は，まず採用前の選考によって信頼性を確保し，食品に関する知識を企業は認識する必要がある．

不定期のスタッフや派遣などにより従事するスタッフは，常時雇用のスタッフ同様の要求事項を適用すし管理する必要がある．

上記スタッフの管理としては，応募関連文書，個人力量文書等は確実に管理する．

(1) 従業員包括性の構築

管理者は，信頼性のあるスタッフが脅威になり得ることを認識しなければならない．したがって異常な行動を発見した場合の対処方法も考えを示す必要が

2.3 脅威評価重要管理点（TACCP）

表 2.2 TACCP 脅威評価の例

脅威評価分析の例

	①項目	②脅威	③脅威からの危害の有無 Yes／No	④③の判断理由（危害要因）	重篤性(高・中・低)	発生の可能性(高・中・低)	⑤脅威への防止措置	規定文書
外部要因脅威	施設の周囲及び侵入経路	侵入経路の可能性有	yes	外部からの人による食品への脅威	高	低	施設への侵入経路の監視システム導入	PRP
	外来者の訪問	サプライヤーの訪問	yes	サプライヤー以外の侵入による脅威	高	低	外来者の識別	PRP
	施設内のユーティリティ	保守点検時の脅威	yes	保守点検の作業者による脅威	高	低	保守点検時計画	PRP
	受け入れ	原材料受け入れの脅威	yes	原材料による脅威	中	低	受け入れ検査	PRP
	倉庫保管	原材料保管の脅威	yes	倉庫保管時の脅威	高	中	倉庫への要求事項	PRP
	輸送車両	輸送車両の脅威	yes	輸送車両からの脅威	中	低	輸送車両の管理	PRP

脅威評価分析の例

	①項目	②脅威	③脅威からの危害の有無 Yes／No	④③の判断理由（危害要因）	重篤性(高・中・低)	発生の可能性(高・中・低)	⑤脅威への防止措置	規定文書
内部要因脅威	適切な食品安全の実践	不正な手順による食品への脅威	yes	人的危害要因	高	高	ISO 22000による食品安全マネジメントシステム	FSMSマニュアル
	従業員教育	退職者及びその他の従業員による脅威	yes	従業員及び退職者等による脅威	中	低	教育訓練により教育実施	FSMSマニュアル
	製造工程	製造工程中の脅威	yes	製造工程中での脅威	中	低	工程管理（作業者含む）	フローダイアグラム,工程管理表
	化学薬品の保管	化学薬品の誤使用	yes	化学薬品の誤使用及び不正使用	中	低	化学薬品の保管管理及び使用ルール	PRP
	材料の臨時購入	臨時購入した材料の脅威	yes	臨時購入した材料からの脅威	高	低	サプライヤーマネジメント	OPRP
	製品回収	不適切な製品による脅威	yes	出荷後の不適合品に対する脅威	中	中	製品回収システム	FSMSマニュアル

ある.また,スタッフの異常な行動は確実に報告される仕組みにしておきたい.

2.3.5 建物と敷地のアクセス管理

建物と敷地への入場できる人,車両,材料は,明確にし制限することにより悪意ある侵入を減少する.

この項目では,国内でもフードディフェンスというと注目をされることが多くみられる.

周囲の柵,警報システム,外部照明システム,CCTV及びセキュリティガード等と用いて監視することができる.

ただ,脅威の評価によって必要度が企業によって異なることは考慮したい.

車両に関しては,例えば材料の配送車であればあらかじめ計画しておかなければならない.

2.3.6 スタッフの管理

各自がもっている鍵や読み取りカードなどの許可証,又はパスワードや個人識別番号などが例としてあげられるが社員証を提示させる方法一般的である.また,訪問者に関する管理は事前に予約をいれる制度を用いることが必須である.不意の訪問者であれば身元証明を提示させ,訪問の記録を保持する.担当者は,訪問者に対し同行する必要があり,必要があれば訪問者へ安全調査協力(アンケート等)に同意しなければならない.

スタッフと訪問者を識別することが推奨される.これは,侵入者を識別し監視し,報告するために訓練し,警戒を怠らないよう促さなければならない.

建物と敷地内に侵入者が発見された場合は警察に連絡しなければならない.

2.3.7 インフラストラクチャーの管理

工場の施設(電源,燃料油,ガス供給,飲料水及び使用水,主要排水,電気通信システム,冷蔵,清掃・洗浄システムなど)に対する攻撃は,作業妨害及び悪意ある汚染につながる可能性がある.

2.3 脅威評価重要管理点（TACCP）

ユーティリティーは，場外に設置している場合が多いため，管理者及び管理方法を明確にしなければならない（工場の施設内であっても供給者によるメンテナンス時には管理されなければならない）．

また，配送車両を使用している場合も車両が誤用されないことを徹底し，管理されなければならない．

2.3.8 原材料及び資材へのアクセス管理

食品及び包材を安全に保管することは必須である．

鍵のかかる保管区域をもうけ，不正開封防止機能のついたシールが推奨されている．すなわち確実な受け入れをおこない管理された保管をすることにより攻撃の機会が減少できる．

また，危険物（清掃・洗浄用化学薬品及び消毒用化学薬品等）の保管がある場合は責任者により管理され，施錠できる保管場所により管理が必要となる．危険物はそれ自体が悪意ある目的で使用される恐れがあるので取り扱いには十分な配慮をしなければならない．

2.3.9 フローダイアグラムの管理

フローダイアグラムとは，製造工程の段階順序および相対関係を図式的ならびに体系的に表現したものであり，工程の流れがひと目で理解できる図となる．このフローダイアグラムは原料・材料と利用される工程段階を理解するのに有効である．原料によって受け入れ検査の内容が異なることもあり，水などの供給物も明確に示すことが可能となる．また，再加工工程や外部委託の安全管理を可能にし，工程中の前後関係や危害要因の発生及び悪意ある攻撃の可能性を抽出することが可能となる．

フローダイアグラムでは下記内容を明確にする．

① 作業における段階の順序と相対関係
② アウトソース（外注）したプロセスおよび下請作業
③ 原料・材料および中間製品がフローに入る箇所

④ 再加工および再利用が行われる箇所
⑤ 最終製品・中間製品・副産物及び廃棄物をリリース（次工程への引き渡し）または除去する箇所

同時に必要となる書類が，工程段階と手順が確認できる製造工程表である．フローダイアグラムと同じ番号をつけることにより，具体的な製造担当や製造手順を把握することができる．

フローダイアグラム・製造工程表ともに，危害分析要因分析及び脅威評価の重要な情報となるので，対象の組織と商品に適切な資料を作成することにより効果的な脅威予防システムが実現可能となる．

2.3.10 攻撃から回復するための不測事態対応計画

近年の事故事例から不測事態への対応がおくれることにより，事故被害の拡大や企業姿勢を過失として社会から問われている．どのような企業でも不測事態による事故や事件はおこしたくないものだが，重要なのは企業が後手にまわらず問題への予防対策が適切であることを確認する必要がある．業界内でおこった事故や，潜在的な事故を予防し，万一の事態は被害を最小限に抑える仕組みを構築することが重要である．

まず決定しなくてはならないのが，"不測事態とは？"という定義が必要となる．不測事態なのかの判断が有事の際にできなければ，せっかく構築した不測事態対応システムも稼動することはない．実際にどのような不測事態が考えられるか洗い出しが必要になる．外部的要因での不測事態と内部的要因での不測事態など多角的視点から予測を行うことが予防策の構築につながる．

不測事態対応計画では下記内容を決定しておく．

① 緊急事態の手順の制定
② 緊急事態の模擬演習
③ 内部及び外部への緊急事態発生時の連絡リスト
④ 緊急事態の手順に対する教育訓練
⑤ メディア及び公共への通知

⑥　トレーサビリティシステム（製品の回収システム）
⑦　汚染された物質の処理
⑧　安全及び一般的なリスク管理（事業継続と災害対策を含む）

2.3.11　監査及び見直し

TACCP チームにより国内の脅威評価の更新を実施するため，立地状況，建物，敷地に関する状況の変化を定期的見直しをする必要がある．

また，スタッフの入れ替えによるリスク，製造工程の変更，時代背景なども考慮する必要がある．

2.3.12　導入のポイント

①　外部と内部での脅威予測を実施
②　適切な脅威評価を実施
③　過剰な管理をしない
④　スタッフへの教育（理解）

国内でもフードディフェンスに対する関心が高まりつつある．大手企業では取り組みも増えている．しかし中小企業でも ISO 22000 の導入や FSSC 22000 の導入に伴い，フードディフェンスに対する構築を余儀なくされている．

課題としてあげられるのは，フードディフェンスでの内部からの攻撃の概念に対し，下記事項の懸念もあげられる．

- 社員を信頼していない．
- 悪意ある行為を社員へ周知してしまう．

なぜなら日本国内においてフードディフェンスにかかわる事件や事件の発生がほとんどないのが現状である．

しかし，この PAS 96:2010 のガイドラインは可能性があるものは除去していくシステムであり，あくまでも予防である．したがって，企業の活動内容，作業工程，製品特性により導入方法を決定し，さまざまな観点からのリスク評価によって導入レベルを決定することにより，自社に見合ったシステムとなる．

また,他の食品安全に関する規格要求事項を導入している企業がほとんどなので,他システムと融合させることで,無理なく導入がされると確信している.

〔オーディス株式会社　齋藤恵美〕

第3章 FSMS における対策の要求事項と審査のポイント

3.1 ISO/TS 22002-1 におけるフードディフェンス対策の要求事項と審査のポイント

食品の安全は"食品安全"（Food Safety）"食品防御"（Food Defense）"食品安全保障"（Food Security）からなりたっている．FSSC 22000 は食品安全に対する要求事項だが，この規格を構成する ISO/TS 22002-1 は PRP の要求事項であり，食品防御の要求事項も包含している．ここでは，食品防御の観点を中心に，ISO/TS 22002-1 規格要求事項の解説を行う．

3.1.1. 規格の特長

ISO/TS 22002-1 は，ISO 22000:2005 の PRP を補足するために，CIAA（The European Food Manufactures Trade Body）が立案し，2008 年 10 月 BSI（British Standards Institution）により PAS（Public Available Standard）として PAS 220 を発行した後，ISO 化した規格である．

また，食品安全のリスクの低減，フードサプライチェーンの費用効率の向上及び国を超えたベストプラクティス，知識の交流・共有の場の提供を目的として，欧米の流通産業を中心に発足した GFSI（Global Food Safety Initiative）の承認規格 FSSC 22000 を構成する規格のひとつでもあり，FSSC 22000 は食品安全マネジメントシステムである ISO 22000:2005 と食品衛生のための基本の ISO/TS 22002-1 によりなりたっている（表 3.1）．

第3章 FSMSにおける対策の要求事項と審査のポイント

表3.1 ISO/TS 22002-1章構成

1. 適用規格	10. 交差汚染の予防手段
2. 引用規格	11. 清掃・洗浄及び殺菌・消毒
3. 用語及び定義	12. 有害生物の防除
4. 建物の構造と位置	13. 要員の衛生及び従業員のための施設
5. 施設及び作業区域の配置	14. 手直し
6. ユーティリティー 空気，水，エネルギー	15. 製品リコール手順
7. 廃棄物処理	16. 倉庫保管
8. 装置の適切性，清掃・洗浄及び保守	17. 製品情報及び消費者の意識
9. 購入材料の管理	18. 食品防御，バイオビジランス及びバイオテロリズム

3.1.2 規格の構成

ISO/TS 22002-1は，前提条件プログラムとして食品衛生のための基本を要求した規格であり，食品防御としては，18項に食品防御，バイオビジランス及びバイオテロリズムついての要求事項が記述されているのみであるが，図3.1に示したように，食品衛生と食品防御の両側面から解釈することができる要求事項がある．ここでは，食品防御の観点からISO/TS 22002-1の要求事項を解説する．

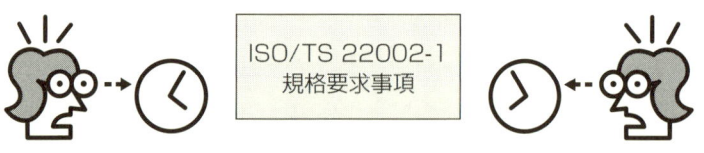

食品安全の目　　　　　　　　　　　食品防御の目

図3.1 食品安全の目と食品防御の目

(1) フードディフェンス対策に関する要求事項

ISO/TS 22002-1では食品防御に関し下記の事項が要求されている．

3.1 ISO/TS 22002-1におけるフードディフェンス対策の要求事項と審査のポイント　35

規格18.1　一般要求事項
- 各施設は，製品に対するサボタージュ，破壊行為，又はテロリズムの潜在的なハザードを評価し，及び適切な予防手段を講じなければならない．

規格18.2　アクセス管理
- 施設の中の潜在的に注意を要する区域は，識別され，地図にし，及びアクセス管理をしなければならない．
- 実行可能な場合には，アクセスは鍵，電子カード・キー，又は他のシステムの使用によって物理的に制限されることが望ましい．

(2) フードディフェンス対策の要求事項の解説

4.1　一般要求事項
- 建物は，実際の加工作業の特性，それらの作業と結びついた食品安全ハザード及び工場の環境からの潜在的な汚染源に相応しく，設計され，建設され，保守されなければならない．

〈食品防御の観点〉"潜在的汚染源" "危険物質" "汚染物質" を "悪意のある危害要因の混入" に置き換えると，建物は食品防御にふさわしく，設計され，建設され，保守されなければならない．

4.2　環境
- 食品製造は潜在的に危険物質が製品に入らない区域で行われなければならない．
- 潜在的に汚染物質から保護するためにとられる手段の有効性は，定期的に見直さなければならない．

〈食品防御の観点〉悪意のある危害要因が混入しないための対策とその有効性の確認が求められることになる．

4.3　施設の所在地
- 敷地の境界は明らかに特定できなければならない．敷地へのアクセスは管理されなければならない．
- 植栽は手入れをするか撤去されなければならない．

〈食品防御の観点〉敷地の境界については，食品防御のために必要な管理すべき範囲を決めて，従業員が認識できる表示が望まれる．固定資産等の公的な届け出に従ったものを要求しているわけではない．敷地へのアクセスは入門の際の確認，または敷地内への訪問者が確認できることが必要である．そのためには，植栽の手入れや不要な構造物を撤去し，不審者がだれからも確認できる配慮が必要である．

5.　施設及び作業区域の配置
5.1　一般要求事項
- 内部の配置は，良好な衛生状態及び製造規範を促進するために設計され，建設され，維持されなければならない．材料，製品，人の動線，及び装置の配置は，潜在的汚染源から保護するよう設計されていなければならない．

〈食品防御の観点〉この項では食品安全のための設計に関する考え方を述べているが，食品防御についても材料の搬入から人・物の動線，設備の配置等を設計時に考慮することを求めていると解釈できる．

5.2　内部の設計，配置及び動線
- 材料の搬送のための開放は，異物の混入と有害生物の侵入を最小限にするように設計されなければならない．

5.2　内部の構造及び備品
- 外部に開く扉は，使用しないときには閉めるか，または仕切られていなければならない．

〈食品安全の観点〉原料の受け入れ場所は，有害生物や異物の混入を防ぐだけで

3.1　ISO/TS 22002-1におけるフードディフェンス対策の要求事項と審査のポイント　37

はなく，例えば使用時以外の開放の禁止または施錠等，無用な人の侵入も防御するための配慮が必要である．

> 5.5　試験室
> ● 細菌試験室は，人，設備及び製品からの汚染を防止するよう設計され，配置され，運営されなければならない．細菌試験室は直接，製造区域に通じてはならない．

〈食品防御の観点〉試験室では検査のために食品危害を与える可能性のある微生物の増殖試験も実施している．検査員の故意の有害微生物のもちだしを精神的にも難しくするための配慮として直接製造現場あるいは材料・製品の保管場所に出入りできないようにする工夫が必要である．

> 5.6　一時的移動可能な設備及びベンディングマシン
> ● 一時的な構造物及びベンディングマシンに関する追加的なハザードは評価されて管理されていなければならない．

〈食品防御の観点〉自動販売機が製造現場に設置されている例は少ないが，食堂・休憩室等に飲料・スナック類の自動販売機を設置する場合は，悪戯防止のために常に人が監視できる場所に設置するべきである．

> 5.7　食品，包装資材，材料及び非食用化学物質の保管
> ● 清掃・洗浄剤，化学物質及び他の危害物質に対して，別の安全な（鍵がかかるか，さもなければアクセスが管理されている）保管区域が提供されていなければならない．

〈食品防御の観点〉この項で大切なことは，"でき心"を誘発しない環境をつくることである．

　人の健康や製品の価値に影響を与える危害要因物質は，人の目に入らない場所に保管するか，とりだしができない仕組みが必要である．受け入れ量・使用量から計算上の在庫と実際の在庫を実査し在庫の適切性を管理することも大切

である．

> 6. ユーティリティー　空気，水，エネルギー
> 6.1　一般要求事項
> ● 加工及び保管区域周辺のユーティリティーの備蓄及び供給ルートは，製品汚染のリスクを最小限にするよう設計されなければならない．
> ● ユーティリティーの質は，製品汚染のリスクを最小限にするために監視されなければならない．

〈食品防御の観点〉ユーティリティーはすべてのプロセスに供給するため影響が大きく，食品防御のためには重要なプロセスである．特に水については水源（井戸，公共用水受け入れ口等），浄水プロセス，貯水について，関係者以外の立ち入りを防止するための表示，施錠等を含む管理が必要である．

> 6.3　ボイラー用化学薬剤
> ● ボイラー用化学薬剤は，直ちに使用するとき以外，別の安全な（鍵がかかるか，アクセスが管理された）区域に保管されなければならない．

〈食品防御の観点〉5.7項と同様に，でき心を誘発しない配慮を求めていると理解される．

> 7.　廃棄物処理
> 7.1　一般要求事項
> ● システムは，廃棄物が，製品，又は製造区域の汚染を予防する方法で，識別され，集められ，除去され，処分されることを確実に実施できるようにしておかなければならない．
> 7.2　廃棄物及び食用に適さない，又は危険な物質の容器は次のようでなければならない．
> 　a）意図した目的に従い明確に識別されている．
> 　e）廃棄物が製品に対しリスクとなる可能性のある場合は施錠されている．

7.3　廃棄物管理及び撤去
- 廃棄した原料，製品又は印刷済み容器包装は，変形させるか，又は商標の再利用ができないことを確実にするために破壊されなければならない．抹消と破壊は，承認された処分の業者によって行わなければならない．組織は破壊の記録を維持しなければならない．

〈食品防御の観点〉　この項で重要なことは，不適合製品や商標を印刷した包材の流用防止である．不適合製品やトレードマークの入った包材に別のものを充塡した製品がマーケットに流通することを防止しなければならない．製造を受託した他社の製品についても同様な配慮が必要である．

9.　購入材料の管理
9.2　供給者の選定及び管理
- 供給者の選定，許可及びモニタリングのプロセスを決めなければならない．

9.3　受け入れ材料の要求事項（原料／材料／包装資材）
- 配送車両は，荷降ろしに先立って，及び荷降ろしの間，材料の品質及び安全性が輸送の間に維持されていたことを検証するために，確認されなければならない．
- 材料は，受理，又は使用の前に，特定された要求事項で適合性を検証するために，検査，試験されるか，又はCOAによって担保されなければならない．

〈食品防御の観点〉　食品防御はフードチェーン全体での活動が不可欠である．供給者及び物流業者の食品防御の仕組みを供給者評価の項目に明確にし，監査等により検証する必要がある．受け入れ時の外装の状態，シールの確認，タンクローリーノズルの施錠確認等，食品防御の観点からの受け入れ検査手順に明確にすべきである．

> 13. 要員の衛生及び従業員の施設
> 13.1　一般要求事項
> ● 加工区域，又は製品にもたらされるハザードに関連する，人の衛生及び行動に対する要求事項は，確立され，文書化されなければならない．全ての要員，訪問者及び契約者は，文書化された要求事項に従うことが求められる．
> 13.8　人の行動
> ● 文書化された方針は，加工，包装及び保管区域で要員に求められる行動を記述しなければならない．

〈**食品防御の観点**〉加工区域及び原料・資材・製品等の保管場所は食品防御のために，外部業者はもちろんのこと従業員についても担当者以外の立ち入り制限区域を明確にし，規定することが求められている．又13.8項では加工や保管区域にもちこみ可能なものを制限している．特に外部業者には契約時に徹底することが望まれる．

> 16. 倉庫保管
> 16.1　一般要求事項
> ● 材料及び製品は，埃，結露，におい，又は他の汚染源から保護されている，清潔で乾燥した換気の良い場所に保管されなくてはならない．
> 16.2　倉庫保管の要求事項
> ● 廃棄物及び化学薬剤（清掃，洗浄用品，潤滑油及び殺そ・殺虫剤）は別々に保管しなければならない．
> 16.3　車両，輸送車及びコンテナ
> ● 車両，輸送車及びコンテナは修理され，関連する仕様書の要求に一致している状態に維持されていなければならない．

〈**食品防御の観点**〉倉庫は単なる物置ではなく，原材料製品を人為的なものを含むハザードからまもるプロセスの実現の場である．食品防御の観点からは16.1項の"他の汚染源"は悪意のあるハザードと理解することができる．立

3.1 ISO/TS 22002-1におけるフードディフェンス対策の要求事項と審査のポイント　41

ち入り制限や人為的ハザードの混入の機会を与えないためには，16.2項の化学薬剤を材料・製品の保管場所に保管してはならない．

　輸送車両については輸送中の物流業者選定時に，食品防御のための意識や従業員教育を確認し，輸送中の施錠管理等の食品防御要求事項を仕様書のなかに明確にし，管理する必要がある．

3.1.3　要求事項を踏まえたフードディフェンス対策のあるべき姿

　フードチェーンにおける組織の位置と関連するプロセスの相互関係を明確にし，

1）マネジメント：食品安全に対する高い責任感と危機管理システム
2）人 的 要 素：（内部）良好な労使関係，教育，（外部）来場者の管理
3）施 設 管 理：・植栽の整備や不要物の撤去による見とおせる環境
　　　　　　　　・悪意のハザード混入の可能性のある場所の特定と立ち入り制限
　　　　　　　　・殺虫剤，化学薬剤の保管管理（でき心を誘発しない）
4）入出荷時及び物流の管理：・受け入れ検査，包材　・ラベルの棚卸管理
　　　　　　　　・委託業者とのコミュニケーション

に重点をおいたシステムの構築が大切である．

　又，ISO/TS 22002-1の適用範囲には以下の記述がある．

　食品製造の作業は，本質的に多様であり，この技術仕様書に規定する要求事項の全てが個々の施設，又はプロセスにあてはまるわけではない．

　除外が行われたり，又は代替方法が実施されたりする場合は，これらはISO 22000:2005, 7.4項に定めるハザード分析によって正当化され，及び文書化される必要がある．

　食品防御に関する規格の要求事項及び組織が必要とする事項について，ハザード分析・ハザード評価を実施して，適切性を組織自身で確認すれば，要求事項の除外やソフトでの管理を含む代替法が許容される．

代替法適用の手順
① 規格要求事項について何故要求しているかを考える．
② 代替方法（又は現在実施している方法）の手順（書）化を行う．←
③ 代替方法の適切性・妥当性の確認（ハザード分析・評価）
④ 手順に従った実施と記録の維持
⑤ 実施結果の検証
⑥ 検証結果の評価・分析と更新 ─────────

ハードの改善を最小限にとどめ，組織の知恵をしぼってソフト面での食品防御の達成が期待される．

3.1.4 審査時のポイント

この規格は食品安全に焦点をあてているが，食品防御も大切な審査ポイントである．規格要求事項を基本にFDAで提唱しているALERTに従い審査することが妥当と思われる．

A：(Assure)
　原材料や供給品が安全であるか，どのように保証しているか．
L：(Look)
　施設内の製品や原料の安全性について，どのように監視しているか．
E：(Employee)
　従業員や施設に出入りする人について，どのように確認しているか．
R：(Report)
　管理すべき食品防御上の問題について，報告の仕組みは確立されているか．
T：(Threat)
　不審者など施設内の食品防御上の脅威や問題があるときの対処方法（警察等の外部コミュニケーションを含む）の手順が確立されているか．

上記の審査ポイントの他に，従業員への食品防御の教育及びフードチェーン全体への目配りの仕組みも重要な事項である．

3.1 ISO/TS 22002-1におけるフードディフェンス対策の要求事項と審査のポイント　43

過去の審査での食品防御の観点からよくある指摘事項としては，
- ① 無人時間帯にだれでもアクセスできる場所（例：屋外）での原料・製品を保管
- ② アクセス可能な場所（例：道路脇）にある貯水槽の無防備な管理状態
- ③ 外部の人が直接敷地内に入ることが可能な場合，施設内への立ち入りを許可するための要求事項，手順が不明確
- ④ 施設の出入扉の施錠の仕組みはあるが，鍵の管理責任及び管理が不明確
- ⑤ トレードマークが入った包材の外部流出
- ⑥ アウトソーシング先及び物流業者に対する食品防御要求事項が不明確
- ⑦ 外部委託警備会社との異常時における対応の検証の未実施

等があげられるが，いずれの指摘事項も従業員への教育や意識の向上により，ソフト面での解決が可能な事項が多い．

3.1.5　FSSC 22000認証取得を検討されている企業の皆様へ

過去食品防御に関して，無防備であったと言っても過言ではない日本でも1984年に発生したグリコ・森永事件及び食品各社への脅迫事件に始まり，スーパーでの食品への悪戯，近年では2007年の中国産冷凍餃子事件を経て食品防御への関心が一挙に高まった．

食品産業は国内の原料を用いて国内で加工し，国内マーケットに提供していた時代から，海外原料を用いて海外で生産し，国内のマーケットに流通させる時代に大きく変わっている．又，経営形態も，バブル経済期以降，経営環境が変化し，終身雇用から派遣社員化，下請け化，パート化が進み，自組織への帰属心，自組織の製品への愛情の度合い等も変化している．

しかしながら，食品防御に関しては依然として，日本独特の倫理感に頼っているのが実態である．

経営の考え方も垂直経営（原料から物流までの一元管理）から水平経営（購買，製造，包装，倉庫・物流の分社化・子会社化及び下請け化）に変わり，フー

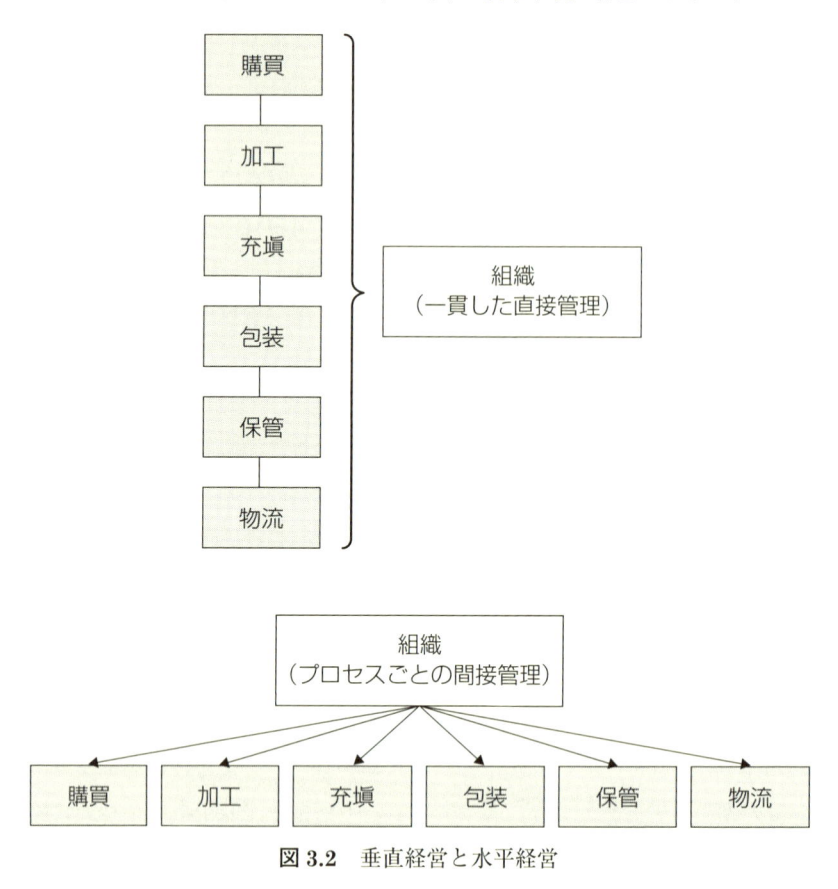

44　第3章　FSMSにおける対策の要求事項と審査のポイント

```
購買
 ↓
加工
 ↓                組織
充填     }（一貫した直接管理）
 ↓
包装
 ↓
保管
 ↓
物流
```

```
        組織
（プロセスごとの間接管理）
  ↙  ↙  ↓  ↓  ↘  ↘
購買 加工 充填 包装 保管 物流
```

図 3.2　垂直経営と水平経営

ドチェーン全体での食品防御に目が届かなくなったことも見逃せない事実である（図 3.2）．

　食品企業として，消費者により安全な食品を提供し，社会の発展に貢献するためには冒頭述べた，食品安全・食品防御・食品安全保障の観点から幅広い活動の展開を期待するものである．

　FSSC 22000 はより安全な食品・食品防御の仕組みを確立するため有効な規格であり，上記を参考にして活用いただければ幸いである．

（LRQA ジャパン　　星　　実）

3.2. SQFにおけるフードディフェンス対策の要求事項と審査のポイント

3.2.1 規格の特長

SQF（Safe Quality Food）は，米国にある全米フードマーケット協会（FMI：Food Marketing Institute）が所有し，傘下のSQF協会が管理・運営している．フードチェーンすべての供給者が採用でき，米国，オーストラリア，カナダ，メキシコ，そして日本，韓国などのアジアといった広く太平洋地域の国々で受け入れられている規格である．SQFはもともと西オーストラリア政府が中小企業にも受け入れられるように開発された．規格内容は，CODXガイドラインで食品安全を管理するHACCPの手法にCritical Quality Point（CQP）を設定する品質管理手法を組み合わせることにより，食品の安全と高品質を同時に確保する包括的マネジメントシステムである．フードディフェンスの要求事項は，2008年のver.6の規格改定のときに加えられ，2012年のver.7改定では必須要素として位置づけられている（図3.3）．

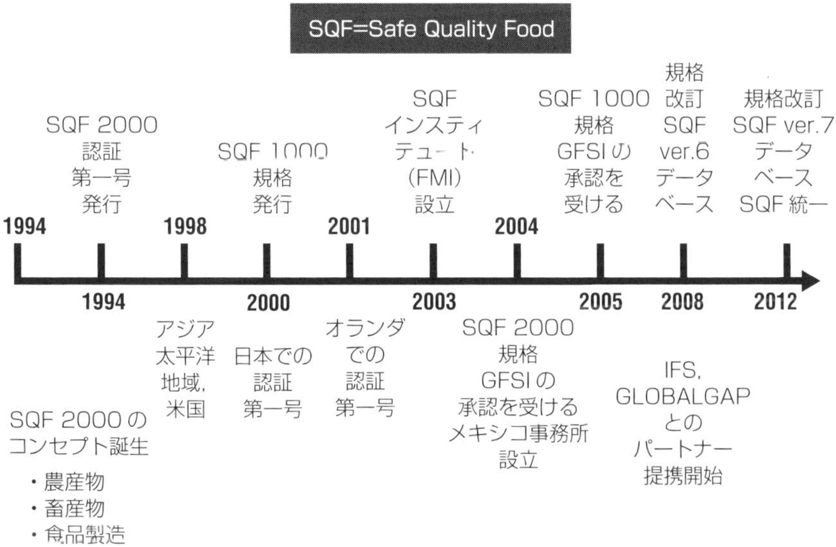

図3.3 SQFのなりたち

SQFの認証はサイトごと製品ごとに行われる．つまり製品認証になる．工場等の施設での製品を決定し，その取り扱い範囲を特定したうえでSQFシステムの構築に入る．また，認証のレベルおよびフードセクターカテゴリーを選択したうえで進めることになる．

認証レベルには3つの違いがある（図3.4）．Level 2以上が，GFSIのベンチマークスキームとなり，他のベンチマークスキームと比較し，品質にもターゲットを置いたLevel 3が存在しているのはSQFのみになる．

また，一般的な衛生管理基準は詳細に記載されており，非常にわかりやすい教科書的な規格になっている．

Level 1は，食品安全の基礎であり，適正農業規範（GAP）／適正製造規範（GMP）／適正物流規範（GDP）の要求事項とSQFの食品安全要素である食品安全の基礎的な内容を含んだモジュール2に取り組むことになる．

Level 2は，HACCPにもとづく食品安全プランであり，Level 1の全要求事項を組み込んだうえで，HACCPの考え方を含めた食品安全の危害分析，CCP管理を要求している．またSQFのシステム要素に取り組むことになる．

Level 3は，包括的な食品安全と品質マネジメントシステムであり，Level 1とLevel 2の全要求事項が含まれており，食品の品質及びそれに伴うプロセスに関する危害分析が完了し，劣悪な品質の発生を予防する手段がとられている．また品質管理のマネジメントシステムや継続的な改善の要求事項が組みこまれている．

3.2.2 規格の構成

SQFシステムの構成や，プログラムの共通部分の重要性を理解しやすくするために，このプログラムを1本の木として見なす（図3.5）．前提条件プログラムまたは食品安全の基本事項（モジュール3～15）は，SQF食品安全と

3.2. SQFにおけるフードディフェンス対策の要求事項と審査のポイント　47

品質管理システムをサポートする基盤であり，図では地中にしっかり埋まっている根の部分である．HACCPはSQFシステムの骨格をなす．ツリーではサポートの枠組み，つまりHACCP手法を導く原則からなる幹の部分にあたる．

Level 3　SQF規格の全要求事項に適合
　　　　 SQF認証レベル3

Level 2　SQFプラスⅡ
　　　　 (HACCP Plan)
　　　　 SQF認証レベル2

Level 1　GMP/GHP ++
　　　　 SQFプラクティショナー
　　　　 SQFトレーニング
　　　　 SQF認証レベル1

Level 1　食品安全の基礎
Level 2　適合が証明されたHACCP食品安全プラン
Level 3　安全な食品安全と品質マネジメントシステム

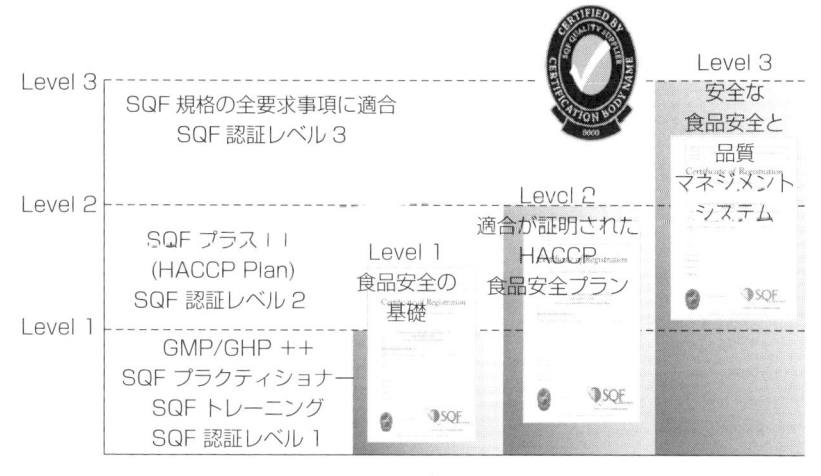

図 3.4　3つの保証レベル

2.5　システム検証
2.4　食品安全性の実現
2.3　仕様と製品開発
2.2　文書管理と記録
2.1　マネジメントの責任
2.6　製品の識別，トレース，撤去とリコール
2.7　サイトのセキュリティー
2.8　分別生産流通管理（IP）食品
2.9　トレーニング

HACCP

前提条件プログラム
食品安全の基礎

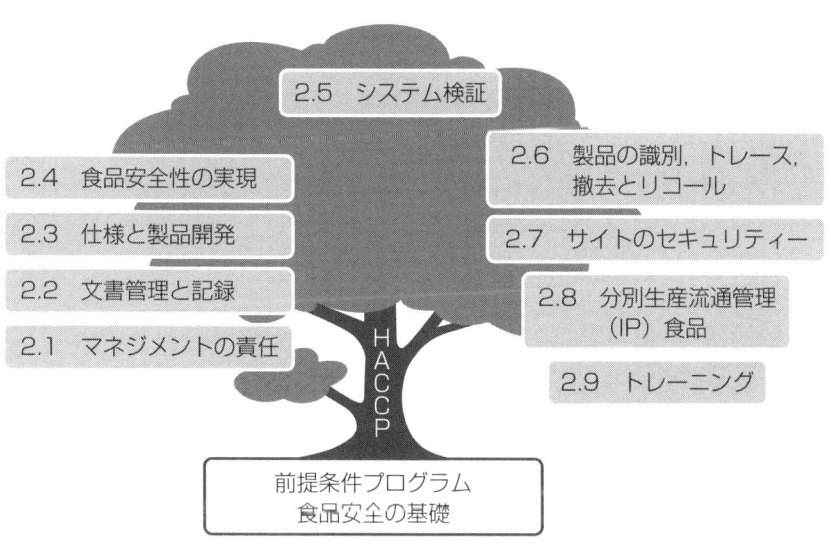

図 3.5　SQFプログラム

そして枝葉の先にSQFのシステム要素（モジュール2）が，2.1～2.9まで構成され，2.7のサイトのセキュリティーがフードディフェンスの要求事項となる．

3.2.3　フードディフェンス対策に関する要求事項

フードディフェンスの要求事項は図3.6のようになる．

米国が所有している規格である特徴から，意図的な妨害や工作やテロリスト的な事件を対象項目として，構成されている．

規格要求事項2.7 サイトのセキュリティー
2.7.1　フードディフェンス（M；必須事項）
2.7.1.1　意図的な妨害工作又はテロリスト的事件が原因の食品への不純物混入を予防する手法，責任及び基準を文書化し，実施し，維持するものとする．
2.7.1.2　フードディフェンスの実施手順を整え，以下を含むこととする：
ⅰ）フードディフェンス責任の**上級管理職者の名前**
ⅱ）**許可された人員のみが**，**指定のアクセスポイント**を通して収穫物，生産用品，車両，製造及び保管区域にアクセスを有することを確実にする実施済みの手法
ⅲ）注意を要する工程ポイントを意図的な混入から守るために実施された手法
ⅳ）原料，包装資材，備品及び**危険化学物質の安全な保管**を確実にするために実施済みの対策
ⅴ）収穫物及び，又は最終製品が**安全な保管**及び**輸送状態**におかれていることを確実にするために実施された対策
ⅵ）**従業員，契約業者，訪問者による敷地へのアクセスを記録し管理する**ために実施済みの手法

図3.6　フードディフェンスに関する要求事項

3.2.4　フードディフェンス対策の要求事項の解説

要求事項の特徴として，まず"上級管理職者の名前"まで明確にしていることである．他の要求事項にも上級管理者の責任を明確にする項目があるが，名前まで特定しているのは特徴的な要素となる．また人のアクセスを重要視し，記録管理することを要求している．そして，リスクアセスメントを前提条件として，図面上や工程上，保管箇所，輸送を分析し，対策を立て，文書化し，実

3.2. SQFにおけるフードディフェンス対策の要求事項と審査のポイント　49

施・維持することとしている．

3.2.5　要求事項を踏まえたフードディフェンス対策のあるべき姿

"リスクアセスメントが十分にできているかどうか？　ポイントになる"．

リスクにもとづいて，対策がひとつひとつ行われており，"検証と妥当性確認"がSQFプラクティショナー*を中心に行われていることがあるべき姿である．また，人は悪いことを行う可能性があると想定した立場で，リスクアセスメントを行うこと，そして，市場の事件や起こり得る可能性のある事例を聞いた時点で，自社での想定し，どうすべきか話し合い対策を整えることを心掛けていただきたい．

3.2.6　審査時のポイント

審査では，工場にうかがうときからフードディフェンスの確認作業が始まる．外来者の訪問の対応や工場への入り方，もちこみ制限，人に対しての対応をどうしているかを確認している．また外周では，アセスポイントはもちろんのこと，危険物（薬剤）保管庫，水の貯水タンク，井水の原水場所，入出荷場所等を確認するが，水の管理はポイントとするところである．

工場内では意図的に混入ができる場所がないのか，不適合品及び廃棄品の管

---

* SQFプラクティショナー：生産者または企業が任命する個人であり，フルタイムの従業員が条件となる．その生産者または企業自身のSQFシステムの開発，評価，検証，実施，維持を行う．またSQFシステムの検証と妥当性確認の責任を負う．

　SQFプラクティショナーの詳細は，SQF審査員が以下の要求事項に合致することを検証する．
 ⅰ) その企業に雇用され，正社員として常勤する者で，企業のSQFシステム管理に関する責任を負う役職にある者．
 ⅱ) HACCP訓練コースを修了し，HACCPにもとづく食品安全プランの実施および維持の職務経験があり，それに優れている者．
 ⅲ) SQF規格と，その企業の認証の対象範囲に関連するSQFシステムの実施および維持の要求事項を理解していること．"SQFシステム実施訓練コース試験"に合格した者がこの要求事項を満たすことになる．

理，洗浄剤や殺菌剤やアルコールボトルの管理，硬質異物の管理をポイントとするが，それに限らずあらゆることを想定しながら確認していく．

また，"フードディフェンスの要求事項（図3.6 2.7.1)"に限らず，それに関連する他の要求事項やインタビュー，文書・記録もつなぎあわせて確認していくことになる（図3.7，図3.8）．

```
・2.1.6     事業継続計画
・2.3.2.4   原材料及び包装資材の安全性と品質の妥当性確認
・2.3.4     請負業者
・2.4.5     受け入れ商品・サービス（承認済供給者プログラム）
・2.4.6     不適合品の管理
・2.4.7     手直し品
・2.4.8     製品の出荷
・2.6.1     製品のトレース
・2.6.3     製品の撤去とリコール
・11.2.11   害虫害獣駆除の管理
・11.6.4    危険物や有害物質の保管
・11.7.5    異物混入の管理
```

図3.7　その他FDに関連する規格要求事項

```
・内部コミュニケーション
・緊急連絡体制（外部コミュニケーション）
・HACCP及びリスクマネジメント，PRP
・仕様書，MSDS，分析証明書の整備（原料・包装資材の妥当性確認）
・トレーサビリティーシステム
・回収プログラム
・記録の管理
・人の管理
・不適合品及び廃棄物，リワーク品の管理
・生産・流通における監視状況の確認（カメラ等）
・危険物や有害物質の使用状況と保管状況の確認
```

図3.8　審査を通じてFDでの確認すること

3.2. SQF におけるフードディフェンス対策の要求事項と審査のポイント

(1) 他の規格との連動性事例-1：2.4.6 不適合品の管理（図3.9）

不適合品は製造工程中に発生する場合がある．不適合品の管理を厳格に行わないと故意に製造中にもどる可能性がある．そこで，不適合品の隔離，処理及び確実な廃棄が重要となる．最終製品の完全性を確保するためには，不適合品を厳格に管理し，"注意を要する工程ポイントを意図的な混入から守るために実施された手法（図3.6 2.7.2.1ⅲ）"も施さないといけない．具体的な場所の例としては，金属探知機やX線検出器で除かれた製品の取り扱いになる．除去した異物は，確実に作業場から排除したことを確認しなければならない．最終にどこにいったかわからない状態であるとフードディフェンスに課題が残る．

2.4.6.1 受入，保管，加工，処理又は配送中に検出される不適合な製品，原料，成分，生産中の仕掛品，包装資材又は設備の処理方法を概説する責任と方法を文書化し，実施するものとする．適用される方法は，以下を確保するものとする：
 ⅰ）不適合製品を，不用意な使用，不適切な使用または最終製品の完全性に対**するリスクを最小限に抑える方法で隔離，処理，廃棄**すること
 ⅱ）不適合設備を，不用意な使用，不適切な使用または最終製品の完全性に対するリスクを最小限に抑える方法で効果的に修理するか，又は廃棄すること
 ⅲ）**関連スタッフ全員が，隔離状態にある設備又は製品に適用される，所属組織の隔離要求事項およびリリース要求事項を理解すること**
 ⅳ）生産者については，適用可能な場合に，手順書に栽培者，生産地名，量，容認できない原材料の最終的処遇を文書化する必要がある
2.4.6.2 隔離記録，処理記録，是正処置，不適合製品又は設備の廃棄は，維持するものとする．

図3.9 規格要求事項 2.4.6 不適合品の管理

(2) 他の規格との連動性事例-2：11.6.4 危険物や有害物質の保管（図3.10）

危険物や有害物質は，最初に，"食品汚染の危険性のある危険化学物質および有害物質は，従業員，製品，包装資材，製品の取り扱い機器，または製品の取り扱い，保管，輸送する区域に対して危害を及ぼさないように保管する"ことが規定されている．また加工器具や包装資材とは別の場所で保管しなければならず，特に毒性の強い危険物や有害物質は，加工場内で使用する消毒剤や洗

浄剤とは別で保管することが規定されている（11.6.4.4）．まさに，"原料，包装資材，備品及び危険化学物質の安全な保管を確実にするために実施済みの対策（図3.6　2.7.1.2 iv)"と連動している．特に気をつけないといけない事例としては，加工場内で一般的に使用されるアルコール消毒ボトルの取り扱いになる．アルコール消毒ボトルを使用した製品や器具へのスプレー消毒作業は，まったく違和感のない作業となる．人のもちこみも十分に注意する必要があるが，"安全な保管"を確実にすることがフードディフェンスの対策になる．

11.6.4.5　危険物及び有害物質の保管設備は，次の条件を満たすものとする：
 ⅰ）国・地方自治体の法規を遵守し，薬剤間の交差汚染が起きないように設計される
 ⅱ）適切に換気されている
 ⅲ）区域は危険物保管区域であるとの適切な表示がされている
 ⅳ）**危険化学物質と有害物質の取扱および使用に関して正式のトレーニングを受けた人員だけがアクセスするよう制限するため，セキュリティを確保しロック可能である**
 ⅴ）危険化学物質と有害物質の安全な取扱に関する説明書が，スタッフに容易にアクセス可能である
 ⅵ）**保管施設に含まれる全化学物質の詳細かつ最新の在庫目録を備える**
 ⅶ）保管エリアの近くに，適切な救急機器と防護衣が準備されている
 ⅷ）危険な漏出事故の場合，当該区域からの漏出と排水が封じ込められるよう設計されている
 ⅸ）漏出事故用キット及び清掃設備を備えている

図3.10　規格要求事項11.6.4.5　危険物及び有害物質の保管

(3) 他の規格との連動性事例-3：11.7.5 異物混入の管理（図3.11）

　異物においてガラス及び類似する素材は細心の注意を払わないといけない．SQFの規格のなかでは，ガラス及び類似する素材の登録リストを作成し，置き場所の詳細も記載しておくこととしてる．特に製造ラインかかわるガラス及び類似する素材については，毎回シフトの開始時と終了時に点検し，破損がないことを確認している．フードディフェンスの観点からも消費者に損傷を起こす危害は，常に監視する必要がある．フードディフェンスは，ハード（施設）

3.2. SQFにおけるフードディフェンス対策の要求事項と審査のポイント　53

で防御するだけでなく，ソフト（人による作業や点検）で防御することも必要となる．

11.7.5.4　ガラス汚染を防ぐため，該当する場所では下記の予防的措置が実施されるものとする：
ⅰ）食品取扱／接触ゾーンにあるすべてのガラス製物品または類似の材料のものは，その場所の詳細を含めて，ガラス登録に記載するものとする
ⅱ）ガラス，磁器，セラミックス，実験用ガラス器具，またはその他同様の材料でできた容器，機器，その他の器具は（製品がこれらの材料でできた包装材に入っている場合や，ガラスダイヤルカバーのある測定機器，規制により必要な MIG 温度計を除く），食品加工処理／接触ゾーンでは許可されないものとする
ⅲ）食品取扱／接触ゾーンの定期的な検査を実施して，そのゾーンにガラスやその他同様の材料がないことを確認し，ガラス登録に記載された物品の状態に変化がないことを確認する
ⅳ）**毎回シフトの開始時と終了時に，加工処理機器のガラス製機器ダイヤルカバー及び MIG 温度計を点検し，破損がないことを確認する**

図 3.11　規格要求事項 11.7.5.4　ガラスの管理

上記一例を述べたが，これに限らず人の管理，検査室の微生物廃棄物の管理や施設外溝の管理等の規格要求事項もフードディフェンスに関連して記載されている．また HACCP plan の中でも危害分析を行うことで，フードディフェンスのリスクアセスメントにつながる内容はいくつかある．

規格というものは，個々に単独で要求しているのではなく，連動して構成されていると認識すべきである．

3.2.7　SQF 認証取得を検討されている企業へ

SQF 規格は，GFSI ベンチマーク規格のなかで一番整理されており，個々要素も詳細に要求しているので，最初に取り組む企業してはとても使い勝手がよい規格になっている．ただ，規格というものは，企業の目指すべき道筋をつくるツールにすぎない．ある規格を選択したとしても"これでもうよい!!"となれば企業の発展は望めないものである．企業として目標や目指すものが高く

なれば，規格のとらえ方も変化し，深耕していくものである．又規格認証が食品安全の保証でもない．規格とは柔軟なものであり，目標の作成や継続的改善，会社の仕組みを構築および見直す手助けになるものとして向き合っていただきたい．

　最後に，フードディフェンスをテーマとして記載しているが，社内のコミュニケーションがしっかりしており，責任者または上司が，現場も問題点をしっかり聞いて，改善をひとつでも行っていく会社の姿勢がみられれば意図的な混入やテロ的な事件は起こらない．うかがう企業に対して，最初にSQFプラクティショナーの方に現場の声を聞いているか確認する．それができていれば，フードディフェンスの一要素ができていることかもしれない．

　まずは再度，現場を見つめ直すことをお願いしたい．

（SGSジャパン株式会社　横井秀行）

参考文献

1) 日本語版SQF規格書（SQF Code,Ed.7(Japanese)）ホームページ：http://www.sqfi.com/documents/

第4章　フードディフェンスに関する危機管理

4.1　食品リスク事件において，情報発信はいかにあるべきか

4.1.1　問題の根底は"安全なのに安心できない"

だれかが意図的に毒物などを食品に忍び込ませる食品テロ事件は，世界的には多いかもしれないが，日本ではまだ少ない．1984年に起きた"グリコ・森永事件"，1998年に発生した和歌山県の"ヒ素カレー事件"（4人死亡），2008年に発生した"中国産冷凍餃子事件"などが頭に浮かぶ．

こうした意図的な食品犯罪に対する企業の防衛策として，フードディフェンスの重要性が指摘されているが，いま現実に日本の企業を苦しめている事件は，こうしたフードディフェンスを強いる問題ではない．いま企業が直面する悩みを簡単にいうと，"安全なのに安心できない"という状況への対応なのではないだろうか．

科学的な意味で客観的な安全性は担保されているのに，それでも消費者やマスコミが"不安だ．なんとかしてくれ"と追及するなかで食品のリスクが実際より大きく伝わり，恐怖感や不安感が増幅されていくという問題である．

ここでキーポイントになるのがマスコミの報道である．たとえ安全でも，企業のモラルが問題になれば，マスコミは"こんな汚い企業は許さないぞ！"といった論調で大きく報道する．そうなると，その企業の製品のイメージは一気に悪化する．人の健康を害するようなリスクがその食品になくても，その食品は売れなくなり，ひいてはその企業全体の製品が売れなくなる事態まで生じる．マスコミのニュース性が介在することで人々のリスク認知（その食品への主観的なリスク）が悪化するという構図である．

そこをどうするかが今後の大きな課題だと思う．日本のように意図的な犯罪が少ない状況では，むしろ健康被害への対策よりも，マスコミへの情報発信や企業内の情報管理をどうすべきかという問題の方が大きいかもしれない．

過去10年間に起きた食品リスクにかかわる事件を振り返ってみると，中国産冷凍餃子事件を除き，ほとんどは"安全なのに安心できない"という状況で発生している．多くのケースで企業は多大な損害をかかえ，黒字から一挙に赤字に転落した伊藤ハムのシアン化合物事件のような例（2008年12月）もあった．

4.1.2　中国産冷凍餃子事件

簡単に安全・安心問題の過去を振り返ってみよう．

安全なのに，安心できないという問題は，2002年に起きた協和香料化学の食品添加物の未認可事件が典型的な事例であった．事件そのものは，政府の許可を得ていない添加物を使っていたという形式的な法律違反問題だったが，社長がそのことを2000年に知っていながら，隠していたという社会的な責任が問われ，大きなニュースになった．違反を問われた添加物は，米国では普通に使われている添加物だった．しかも消費者の健康を害する恐れははまったくなかった．それでも，協和香料化学は倒産してしまった．取引先の企業に食品の回収という多額のコストを発生させた責任は大きいが，従業員を路頭に迷わせ，倒産させるほど悪質なケースとはいえなかった．

この事件で特徴的なことは，マスコミが問題にしたのは添加物の健康リスクではなく，企業のモラル，隠す体質，情報管理のずさんさだった．健康被害が起きなくても，企業は社会的な責任を問われ，市場から退場させられるのである．

このケース以来，消費者の健康被害はなくても，大きなニュースになれば，企業は"安心できない"という消費者の気持ちに応え，社会的な責任を取らざるを得ないという前例が生まれてしまった．

フードディフェンスは危機管理の重要な柱だが，意図的な犯罪がなくても，また健康への危害が生じていなくても，企業はフードディフェンス以上の取り

組みをみせないと市場で生き残れないということをまざまざとみせたのが協和香料化学事件だった.

中国産冷凍餃子事件は,本当の意味でのフード・ディフェンスが問題になるケースだった.ここでも,マスコミから問われたのは意図的な犯罪にどう対処するかというよりも,人の危害が生じる恐れがあるというリスク情報を担当者が知ってから,組織の中でその情報がどういかされ,どう社会に向けて発信されたのかという情報管理のあり方だった.

- マスコミが突くのは,企業の中の情報管理のあり方だということを知っておく必要がある.

なぜなら,記者にとって,やりがいのある仕事,取材は,リスクの大きさをわかりやすく伝えることよりも,企業体質の隠ぺいなどを正義感に燃えて追及することだからだ.

中国産冷凍餃子事件では,事件の内容を伝える記者会見のやり方が槍玉にあがった.同事件を簡単に要約する.2007年12月下旬から2008年1月にかけ,中国の天洋食品が製造,ジェイティフーズが輸入,日本生活協同組合連合会が販売した冷凍ギョーザを食べた千葉県千葉市や市川市,兵庫県高砂市の家族計10人が下痢や嘔吐などの中毒症状を訴えた.市川市の女児が一時意識不明の重体になった.ギョーザからメタミドホスなど有機リン系殺虫剤が高濃度で検出された.その後,中国人の犯罪だとわかった.

4.1.3 "安心してください"は自縄自縛

当事者の日本生活協同組合連合会とジェイティフーズの担当者は事態をしっかりと把握しないまま,会見に臨んだ.記者から"問題になった商品をもってきたか? いまテレビをみている視聴者が問題のギョーザを食べるかもしれない.一刻も早く問題の商品を知らせねばならぬのに,商品の見本をもってきていないのはなぜか?"と問われ,一時,会見が中止になるほどの混乱ぶりだった.食品のリスクによって,人に危害が生じる恐れがある場合には,まず危害の防止が最優先事項となる.そのことを会見の当事者はよくわかっていなかっ

たのである.

　出だしの記者会見で失敗すると，その後の状況を改善することがきわめて難しくなることを物語る一幕でもあった.

　一方，中国産冷凍餃子事件は，逆説的ながら，"安心すること"がいかに自らの健康を脅かすことになるかを示すよい事例でもあった．宮城県の生協の組合員たちは，ギョーザを食べようとして，鼻をつく異臭に気づいたという．しかし，"生協の商品だから，まさか毒が入っているはずはない"という思い込みがあったようで，そのまま食べてしまった．幸い命を落とすことはなかったが，生協への過信という油断と安心感が，リスク情報を生協本部に伝えるという重要な情報伝達を断ち切ってしまった.

　この教訓から，今村知明・奈良県立医科大学教授は次のように述べる．"企業は自社の製品に対して，安心してくださいとはいってはいけない．企業が言えるのは，最低限の安全であって，安心まで担保するのは企業の自殺行為に等しい".

　最近の企業は自社製品の宣伝でやたらに"安全と安心"をセットでうたう．しかし，安易に安心まで強調すると，結局は自分で自分の首を絞めることになる．今村教授はそういいたいのである．これも食品の危機管理策（情報管理策）のひとつだといえよう.

- 安全と安心を分けて，危機管理にあたる．これも平時でのフードディフェンスのひとつだといえるのではないか.

4.1.4　リスクコミュニケーションの基本はリスク情報の共有

　そもそも，リスクコミュニケーションは，企業と消費者の"リスク情報の共有"から始まる．賞味期限の切れた傷物商品は，価格を下げて売られる．わずかばかりのリスクでも，そのリスクの分を値引きして売るのが企業の安売りバーゲンであるが，これこそがリスクコミュニケーションの基本である．訳ありの理由を知れば，消費者はリスクを引き受けて買っていく．企業がリスク情報を消費者に伝えれば，そのリスク情報に見合った価格で消費者は買う．これ

4.1 食品リスク事件において，情報発信はいかにあるべきか

が"リスク情報の共有"である．

リスク情報を隠したまま相手を説得したとしても，あとで隠したことがわかれば，合意は元の木阿弥になる．リスク情報は常に公開する．これが危機管理の基本だ．

リスクコミュニケーションの目的は，企業や行政が消費者を説得することではない．ましてや，巧みな言葉でだますことでもない．リスク情報を交換しながら，双方が着地点を探る．リスク情報を交換すれば，双方に信頼が生まれる．お互いの価値観，思想的な背景が異なっていても，情報を共有していれば，お互いの立場を理解しあうことはできる．これがリスクコミュニケーションである．

それには，日ごろから，企業は消費者やメディア関係者と情報を交換する場をもうけておかねばならない．

具体的な例をあげよう．鳥インフルエンザの発生に伴う新型インフルエンザや重症急性呼吸器症候群（SARS）が全国的に問題になっていたとき，国立感染症研究所は記者向けのレクチャーを頻繁に開き，インフルエンザにかかわる科学的な情報を積極的に提供した．このレクチャーについて，ある大手新聞社の記者は"非常によいレクチャーだった．科学的な情報を冷静に伝えるうえで有意義だった"と語る．

記者との勉強会を頻繁に開ければ，記者ともなじみになり，信頼関係も築ける．記者の専門知識も上がる．よいことづくめである．しかし，こうした記者向けの勉強会はまだまだ少ない．国立感染症研究所の事例は成功例として，他の分野にも活用するとよいだろう．

なぜ，記者向けセミナーが必要かといえば，専門的な知識をもっている行政側と，素人的な記者との情報ギャップを埋めてくれるからだ．記者が独自の視点で行政情報をチェックするのが理想的なのだろうが，現状では記者の科学的な知識のレベルは高くない．記者が行政を批判する場合は，どうしても行政側のミスを突くことに傾きがちだ．行政が常に正しく，記者が偏っているとまではいえないが，センセーションに傾きがちなマスコミ情報を軌道修正するうえ

でも，行政側のタイミングのよい冷静な情報提供は重要である．

4.1.5　記者会見で重要なことは何か

　記者たちがどういう思考法の持ち主かを日頃から知っておくことも大切だ．

　ひと口に記者といっても，社会部の記者と科学系，生活情報系の記者では思考法，記事の書き方は異なる．記事を書くときの目的，ねらい，心構えも異なる．社会部の記者たちは，言葉は悪いが，何か企業が問題を起こすと事件の真相を科学的に探っていくというよりも，社長の首をとってやろうといった記者魂や独特の正義感が働く．

　記者会見を行うときに，記者たちがもっとも注意するのは"社長が出てくるか""どういう責任を果たそうとしているか""トップが情報をしっかりと把握し，社内の事情に通じているか""誠実に答えているか"といったことだ．

　不確かなことをそのまましゃべって，あとで間違いだとわかれば，責任を負うはめになる．原因がはっきりしていない段階でも，情報を公開する必要性に迫られた場合，どういう言い方をするかで，その後のニュースの展開は異なる．この場合，"わからないから，何も言わない"のはよくない．わかっていない場合でも，わかっている範囲内のことを話し，"原因などがわかった段階で改めて会見を行い，事実を話します"という言い方がよいだろう．

- "わかっていないから，何も言わない"という姿勢は，事実を隠しているように見られるのでマイナスだと心得ておきたい．

　記者会見を途中で打ち切るのも，記者ひいては消費者の批判を浴びるのは間違いない．雪印乳業の食中毒事件では社長が会見を打ち切って"私だって，寝ていないんです"と発言し，世間からひんしゅくを買い，会社の信頼を一気に失墜させたのはあまりにも有名である．

4.1.6　リスクをわかりやすく説明する

　記者は，食品のリスクが不透明で，安全かどうかよくわからないときに，その不透明な状況に切り込んで真相を探り出そうという意識をもつ．記者が安全

4.1 食品リスク事件において，情報発信はいかにあるべきか

だと確信できなければ，"リスクがあるのではないか""リスクへの懸念がある"などと報道するしかない．事態が不透明でも，企業か行政が誠実に情報を出しているという姿勢がみられれば，記者の切り込み精神は穏やかになる．記者もひとりの消費者であり，庶民である．

記者も消費者目線で事態をみていることを知っておくことが大事だろう．

一見逆説的だが，記者会見の初報では企業が自信をもつことも必要だ．花王が製造・販売していた食用油"エコナ"の場合には，もっと自信をもって，"エコナのリスクは他の商品と差はありません"という言い方で積極的に情報を発信していれば，違った展開も予想された．

花王は社告で"安全ですが，安全性に懸念や不安をおもちな消費者がいらっしゃいます．そういう不安な消費者にお応えして，製品の販売を中止します"といった内容を発信した．このメッセージは自信喪失の表れである．"安全なのに販売をやめます"という言い方に対して，おそらく消費者は"販売をやめるからには，何か重要な事実を隠しているに違いない"と思うだろう．取材する私ですら，そう勘ぐったくらいだから，"安全だけど回収します"という自己矛盾的なメッセージはやめた方がよい．

花王は次のようにいうべきだった．

"エコナを摂取したときのリスクは，フライドポテトを食べたときと同じくらいのリスクです（どちらも発がん性物質を含むが，その発がん性物質を体内に取りこんだときのリスクは同等という意味）．同様の問題はまずドイツで起きましたが，ドイツ政府は注意喚起をしましたが，社会問題にはなっていません"

エコナの問題が起きた当初，私自身がそうだったように，記者たちはリスクの大きさをよく理解しないまま，またドイツの状況をよく知らないまま記事を書いていた．

- "リスクの大きさをわかりやすく，会見で説明する"ことも重要だということを花王のエコナ問題は教えている．

記者はリスクの大きさを説明されれば，それを伝えようとする気持ちはもっ

ている.

4.1.7 ニュース価値と市民のリスク認知は同列

記者たちは,リスクの正確さを追っているというよりも,ニュース価値のある情報を追っていると思ったほうがよい.

BSE にせよ,鳥インフルエンザにせよ,事件のニュース性が高まったのは,人が死んだから,ではない.BSE で牛肉への不信が一気に高まったのは,農林水産省の担当者がいったんは"焼却処理した"はずの肉骨粉が,実はレンダリング処理されて,豚や鶏のえさに混ざって流通していたという事実がわかった(2001年9月14日)ときだ.

私も当時,BSE 問題を取材していて,農水省の担当者が不確かな事実を確認もしないで軽くいっていたことにあ然とした気持ちになったのを覚えている.

BSE 問題では,この政府への不信感が頂点に達する形で,牛肉への怖さ,不安感も頂点に達した.

消費者は"体感リスク"(主観的なリスク)に従って行動する.客観的なリスクがいくら低くても,体感リスクが高ければ,消費者は恐怖感,不安感をいだく.

では,何が消費者の体感リスクを左右するのか.

それがメディア情報,つまり不安な内容に満ちたニュースである.

メディアは政府への信頼を揺がすニュース性のある現象に非常に敏感だ.つまり,リスクよりも政府のミスなどに関心をもつ.人が死ぬかどうかも大きなニュースの要素だが,人が死ななくても,政府が何かを隠したり,公言したことがあとで間違いだとわかったときには,ニュースの価値は一気に上がる.農林水産省の担当者の事実確認の怠慢ぶりは,まさに BSE の感染リスクを上回るニュース性をもった.

牛肉を食べて BSE に感染するリスクはほぼゼロでも,政府への信頼がゼロになれば,結局は,牛肉への体感リスクは高くなる.

ニュースをみている消費者にとっては,食品のリスクも企業の情報隠しも同

じように映る．これは記者にとってもあてはまり，企業の不祥事を追及することは，結果的にその企業の製品のリスクを高めることになる．

　企業の不祥事と食品のリスクは，メディア情報を介して，同じレベルになる．つまり企業が不祥事を起こせば，その企業の製品への体感リスクは高くなる．"あの企業の体質は悪い"というニュースをくる日もくる日も読めば，だれだって，その企業の製品を信用しなくなるだろう．

- 企業モラルを追及するニュースが，消費者の体感リスクを高めていく作用のあることをよく知っておこう．

　中国産冷凍餃子事件で中国という国そのものに不信感が高まったのは，以前から中国政府に対するイメージを悪化させる事件（チベットでの弾圧，中国から米国に輸出されたペットフードで犬や猫が死亡，ニュージーランドで中国製の赤ちゃん服からホルマリン検出など）が相次いで起きていたからだ．何かにつけ中国は信用できないというイメージが醸成されたところへ，餃子事件が勃発し，火に油を注ぐように中国製品全体のイメージが悪化した．中国の問題行動が頻繁にニュースになれば，だれだって"もう中国産はイヤだ"という気持ちになるだろう．

　なにしろ，中国企業のモラルの欠如，閉鎖的な政府の情報公開はいやというほどニュースになっている．ニュースの回数が増えるにつれて，"中国の食品は危ない"というイメージ（リスク認知）が増幅されてゆくのである．

　本来は，企業や政府のモラルの問題と食品のリスク認知は別次元の話だが，ニュースが介在することによって，"食品リスクの認知"と"企業，政府が悪い"という認知が同列に並ぶのである．

　これは，BSEでの農林水産省の失態が，牛肉のリスクを高めたのと同じ構図である．政府の失態は特にニュース価値が高いだけに，"もう政府のいうことは信用できない"という意識がメディアを通じて消費者に広がり，食品のリスク認知も危ない方に傾く．

4.1.8　原料原産地の表示の罠

記者たちは消費者目線で記事を書く．

このことは意外に重要だ．安全よりも，安心がほしいという世論の背景には，消費者目線という神聖な意識があるように思う．"行政は消費者目線を重視すべきだ"という考えがいったん浸透してしまうと，不合理なことでもやらざるを得ないという事態になっていく．これが消費者目線の罠だ．

それを象徴的に示すのが，"食品表示法"（仮称）の原料原産地の表示問題だ．

消費者庁による食品の表示一元化に向けた"食品表示法"が2013年6月，成立した．これは，安全よりも安心，権利を求める動きに呼応したもののひとつだといえる．

なかでも興味を引くのは原料原産地の表示の義務化をめぐる議論だ．専門家で組織した"食品の表示一元化検討会"がまとめた2012年8月段階の案では，義務化を見送ったが，その後，一部消費者団体と農協団体が巻き返しをはかり，消費者庁のトップに"基本的に加工食品の原料原産地の表示を義務化します"と言わしめるほどのパワーをみせた．この闘争劇で，思想的な背景も価値観も異なるはずの一部消費者団体と農協が共闘する姿はとても印象に残った．

一部消費者団体は"消費者の知る権利，選択の権利，安全を求める権利"という観点から，すべての加工食品を対象に原料原産地の表示を義務化すべきだと主張した．一方，農協団体は"北海道の農家は日々，現場で努力している．消費者に国産の原料を選択してもらうことが励みになる""原料原産地の表示の徹底こそが自給率の向上につながる""食の地産地消のためにも原料原産地の表示が必要だ"と訴え，安全性とはまったく関係ない理由を展開した．

これらの動きは，輸入品を排除し，国産品を買ってもらうための武器として，原料原産地の義務表示を利用しようというものだ．

そもそも表示の目的は，"消費者の保護と公正な売買の維持"（藤田哲・食品技術士）のはずなのに，いつのまにか国産品を買ってもらうための政治的な運動に変質していたのである．

これに対し，全国清涼飲料工業会などは次のように主張していた．

"国内で製造される果汁飲料の原料はきわめて多数の国に及ぶ．品質を一定にするためにも多数の国の原料を上手にブレンドする必要がある．表示が義務化されると果汁の切り替えごとに新たな容器包装が必要となり，表示ミスが増えたり，製造コストが上がる．容器包装の廃棄量も増える．供給の不安定な国産果汁の需要を減らす恐れもある．世界的にみて，原料原産地の表示を義務化している国は少ない"

私にとってはきわめて納得のいく論理であるが，知る権利に応えるものではない．いくら表示を義務化させようとしても，メリットとデメリットを考慮した現実的な実行可能性が伴わなければ，どんな表示も無意味だと思うが，それでも，理屈のうえでは神聖不可侵の"権利"という概念を覆すことはできない．

この問題こそが，実は"消費者目線とは何か"をめぐる問題だといえる．つまり，消費者やマスコミから"事業者寄りの案だ"といわれると，反論できない性質の議論なのだ．原料原産地の表示を徹底させることは，そもそも消費者にとってよいことだという前提があると，原料原産地の表示にいくらコストや複雑な行政上の手続き，監視のための労力がかかろうが，そんなことは事業者や行政側の問題であり，消費者の問題ではないということになる．

つまり，原料原産地の表示は消費者にとってよいことだということを消費者団体が主張すると，それに反論するのは非常に難しいという消費者目線の罠が待ち受ける．

原料原産地の表示を法律で義務化させるには，それ相当の根拠が必要だろう．しかし，どうみても，義務化させるほどの理由，根拠は見出せない．義務化しないと消費者の健康が損なわれるわけではない．義務化しないと加工食品の安全性が確保できないというわけではない．たとえば，スパゲッティを買ったとする．スパゲッティ自体はイタリア産でも，その小麦は米国産というケースは多い．そういう場合にイタリア産か米国産かがわかったところで，健康や安全性とは何の関係もない．"原産国がわかれば，ただそれだけでよいではないか"というのが知る権利の主張だ．ただ知りたいという理由だけで，あらゆる加工食品に表示が義務化されるとしたら，企業の生き残りは本当に難しくなる．

この問題は，どこか"安全だけど安心できないので，なんとかしろ！"というのに似ているのではないか．

- "知る権利のために表示を義務化すべきだ"という論理を打ち破ることも重要な危機管理策だと思う．

つまり，相手方の主張に対する理論武装も重要な危機管理策だ．

日ごろから，消費者団体がどういう主張をしているかを知り，消費者団体とのリスクコミュニケーションを継続していくこともまた重要だということだ．

（株式会社毎日新聞社　小島正美）

4.2 食品事故発生時の緊急時対応策

4.2.1 企業経営に及ぼす意図的な異物混入事件の影響

ISO/TS 22002-1 の前提条件や SQF 2000 規格の食品安全マネジメントシステム等を導入し，フードディフェンスに関する要求事項にもとづいて PDCA サイクルを運用することによって，未然予防の観点から異物の意図的混入に対するリスクを軽減することは可能であっても，リスクが皆無になることはない．万一，意図的な異物混入事件が発生した場合には，表 4.1 に示したようにさまざまなステークホルダー（利害関係人）への対応に追われ，企業経営に影響を及ぼす可能性がある．

表 4.1 ステークホルダーに対する企業としての対応

ステークホルダー	企業としての対応
被害者	謝罪，和解交渉，損害賠償金の支払い
消費者	信用失墜，イメージ回復キャンペーン，マーケットリサーチ
取引先	不具合品回収，不具合品廃棄，代替品応対，取引先売上減少
従業員	対応協議，原因究明，コールセンター設置，再発防止，要員教育
マスコミ	社告掲載，取材対応，記者会見

不具合のある製品を市場から回収する場合，直接的な損害としては，①初期対応費用，②対応協議費用，③原因究明費用，④代替製品手配に関する損失，⑤広報対策費用，⑥製品回収費用，⑦回収品の廃棄，⑧追加措置にかかわる費用，⑨再発防止策に関する費用等，さまざまな費用が発生する．大手新聞数社に製品回収の社告を一回掲載するだけで数千万円，コールセンターの運営も含めると数億円という出費を計上することも珍しくない．

さらに，風評リスクも考慮する必要がある．風評被害は，金銭的な数値化は困難であるが，世間や取引先の評判によって，企業イメージ・ブランドイメージが失墜し，それが企業経営に直接的なダメージを与える．よいイメージをす

でにマーケットに対して浸透させている企業ほど,不祥事が発生したときのハレーションは大きくなる.昨今は,インターネットやソーシャルネットワーク等への投稿,書きこみ,つぶやきなどから,他の自社製品や過去のPL・品質クレームの再燃などに及び,その後の会社経営戦略にも支障が生じる場合もある.株価の下落や,経営戦略(共同開発計画,M&A,新規ビジネス進出等)への悪影響も想定される.

ワーストシナリオを洗いだし,フードディフェンスのみならず,リスクマネジメントや危機管理についても,態勢を整備しておくことにより,リスクを軽減することが可能となる.

4.2.2 リスクマネジメントと危機管理

リスクマネジメントとは,企業を取り巻くさまざまなリスクを予見し,そのリスクがもたらす損失を防止するための対策や,不幸にして損失が発生した場合の事後処理対策などを効果的・効率的に講じることによって,事業の継続と安定的発展を確保していく企業経営上の手法である.事業の継続と安定的発展は企業目的にほかならないが,この目的を達成するためにさまざまな"平時の対策"とリスク顕在化後の"非常時の対策"を講じておくことがリスクマネジメントである.

危機管理はリスクマネジメントに含まれ,より切迫した重大リスクへの対応手法を意味し,緊急事態の回避,危機発生時の対応について,より特化したアプローチを行うものといえる.5章ではフードディフェンスに関する企業での取り組み事例が紹介されているので,ここでは,危機管理に関して具体的な取り組み手法を紹介する.

4.2.3 食品安全規格等における危機管理の要件

企業経営の中では,HACCP手法や各種の食品安全マネジメントシステムを導入していた場合でも,食品安全以外に,地震や火災,大規模停電などさまざまな緊急事態が起こる可能性がある.また,HACCP管理やフードディフェン

4.2 食品事故発生時の緊急時対応策　　　　　69

表 4.2 各種の食品安全規格等における緊急事態対応の要件

食品安全規格	項	要件・文章
Codex 食品衛生の一般原則	10	トレーニング 10.3 教育および監督 管理者及び監督者は，潜在的なリスクについて判断をし，欠陥を是正するために必要な行動がとれるように，必要な知識をもつべきである．
ISO 22000:2005	5.7	緊急事態に対する備え及び対応 緊急事態及び事故を管理する手順等を確立し，実施し，維持すること．
ISO/TS 22002-1:2009	15	製品のリコール手順 15.1 一般要求事項 15.2 製品のリコール要求事項
SQF 2000 (7thEdition)	2.1.6	事業継続計画 2.1.6.1 事業上の危機に対処するための組織がとる方法と責任者 2.1.6.2 危機管理チームの任命，対処法など8項目 2.1.6.3 事業計画の見直し，テスト，検証 2.1.6.4 上記の記録
	2.6.3	製品の撤去とリコール 2.6.3.1 製品の撤去とリコール手順 2.6.3.2 製品の撤去やリコールの原因調査の手順 2.6.3.3 リコールシステムの見直し，テスト，検証 2.6.3.4 上記の記録

スをすり抜けて市場に不具合品が流通する場合も想定されることから，表4.2のような緊急事態に対する備え及び対応が各種の規格にも要求されている．

　これらの要求事項に即した取り組みや構築方法は，業種，業態，会社規模によっても異なり，これらの規格を包含した自社固有の危機管理態勢の策定が必要になる場合もある．そこで，次項からは具体的な危機管理態勢の構築方法について記述する．

4.2.4　危機管理の具体的展開

　著者らは危機管理に関するコンサルティング経験から，食品関連企業では，

危機管理関連のマニュアルが形だけは策定されているものの,食品安全だけに特化していたり,形式的な連絡網,製品回収訓練に終始している場合が多い.本当にこれで機能するのか,担当者にインタビューしてみると取引先から態勢整備を求められ,間に合わせで作成した,との声も聞く.実際の危機発生時に機能せず,記者会見の失敗により被害が拡大した事例も散見される.この章では,有事の際に備えて,危機管理体制の整備というゴール到達のために構築すべきことを"Task1～Task6"として文書例なども示しながら具現化してみたい.

Task1 危機管理基本規程の策定

食品安全やフードディフェンス以外にも,地震の発生や集団伝染病,大口取引先の倒産など,企業組織にとってはさまざまな種類の危機が想定される.リスクが顕在化するたびに,危機ごとに対応ルールを策定していてはきりがない.一方,基本的な枠組みは類似していることから,あらゆる種類の危機に対応しうる共通ルールを用意することから始める.すなわち,図4.1に示したような各種リスク共通の"基本規程"を策定し,実効的な対応体制を構築する.

特に,PDCAサイクルの基本ルールを定め,パフォーマンスが長期的に維持・発展できる仕組みを,表4.3に示したSTEPでつくりこむ.

有事の際,緊急時の際,もしくは,予兆が見受けられたときに,会社組織としていかなる体制で,経営トップ以下がどのような役割分担で危機に対処するのかをルール化することがねらいである.

Task2 緊急時連絡体制の構築

連絡体制の構築は,単純に緊急時の連絡網や連絡先リストをつくるだけではない.例えば休日や真夜中,海外出張中であっても,伝えたい/伝えるべき最高責任者(すべてが社長というわけではない)に情報が伝達できるなど,負荷のかかった状態においても有効に機能する体制を指す.

初期通報の段階で,部下が曖昧な判断を下したために,手遅れになってから上司に報告が上がって大事に至るケースも散見される.図4.2のように,どう

4.2 食品事故発生時の緊急時対応策

```
危機管理基本規程

序文
1. 目的
2. 基本方針
3. 適用範囲
4. 定義
5. 危機管理体制
   (1) 最高責任者
   (2) 統括部署
   (3) 緊急時対策本部
   (4) 緊急時連絡ルート
6. 危機管理の要素
   (1) 危機発生に備えた事前取り組み
      ⓘ緊急時対応ガイドライン
      ⓒ危機種別・緊急時対応計画
   (2) 緊急時対応
7. 本規程とリスクマネジメント基本方針の関係
8. 発効
9. 改訂
```

図 4.1 危機管理基本規程の目次例 [1)]

表 4.3 危機管理基本規程策定のための各 STEP と取り組み内容

STEP	取り組み内容
1. 現状認識	● 関係する組織体制・現場実態の把握 ● これまでの危機管理に関する取り組みの検証 ● 事故事例（自社，同業他社）その他の分析
2. 危機管理基本規程の策定	● ドラフトの作成 ● 対策本部メンバーによる協議 ● 負荷のある状態での実効性検証

いうレベルで初期通報をするのか，初期通報後にどういうルールにもとづいて情報を共有化していくのかということも決めておく必要がある．

　緊急時の連絡が適切かつ迅速に最高責任者に伝わるように緊急時連絡体制を表 4.4 に示した STEP で構築し，図 4.3 に示したような文書類を策定する．

```
＜初期通報＞
• 事前に通報基準を例示．迷ったら通報する．
• スピード基準の設定とバイパスの確保．
• 企業倫理ヘルプライン（内部通報窓口）の適切な運用．
＜情報共有化＞
• 情報記録専任者の設置
• タイムリーに時系列で把握
• 事実経過記録，評価・判断，指示，結果，課題
• 社内共有手段（イントラ掲載版，テレビ会議等）
```

図 4.2　初期通報と情報共有に関するルール例

表 4.4　緊急時連絡体制の構築ための各 STEP と取り組み内容

STEP	取り組み内容
1. 現状認識	• 本社，支社，関連会社，各社員の実態調査
2. 基本コンセプトの確立	• 過去事例の分析 • 各種リスク顕在化を想定した基本パターン策定 • 社外ステークホルダーに対する基本フォーマット • 更新，改訂ルール • 情報開示範囲
3. 取り組み実施	• 既存情報の整備，追加情報の収集 • マスター情報とリリース情報
4. 最終検討	• 各種規程，マニュアルとの整合

危機管理基本規程

緊急時通報に関する基本ルール

緊急時対応ガイドライン
個別緊急時対応計画

緊急時連絡網

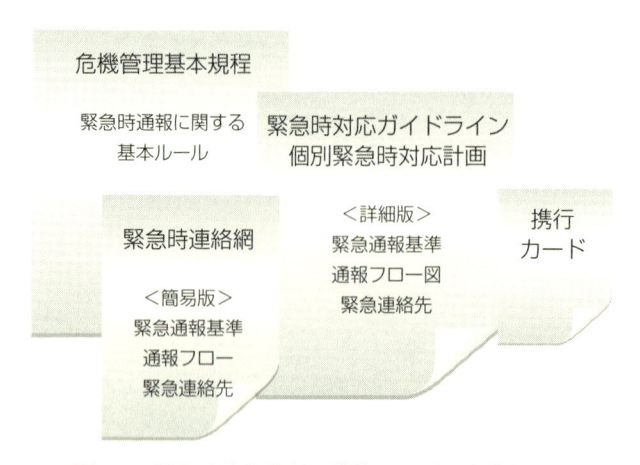

＜簡易版＞
緊急通報基準
通報フロー
緊急連絡先

＜詳細版＞
緊急通報基準
通報フロー図
緊急連絡先

携行カード

図 4.3　緊急時連絡体制の構築に必要な文書類例 [1]

4.2 食品事故発生時の緊急時対応策

Task3　危機管理広報マニュアルの策定

不祥事発覚後に，記者会見の席で謝罪している経営者をテレビでみることも多い．記者会見があだになり，社会的な避難につながる場面も散見される．社会的非難を回避するために手を打つことは必須だが，説明責任を果たすことも重要である．

不祥事が発覚した場合，最初の情報開示までを計画的に行い，時々刻々と変わる情報のなかから短時間かつ正確に説明責任を果たすためには，ある程度のマニュアルの策定が前提になる．

適時適切な情報開示が行えるよう表 4.5 に示した STEP で図 4.4 のような文書を作成し，危機管理広報体制を構築する．

このマニュアルによって情報開示の準備が効率的に進み，開示すべき情報の当座のゴールがみえているので，事案確認，原因究明，対策立案，意思決定を，

表 4.5　危機管理広報マニュアルの策定のための各 STEP と取り組み内容

STEP	取り組み内容
1. 危機管理広報に関する導入研修	・広報部門の担当者を対象に企業における危機管理広報のあり方について研修を実施する（内容例：一般的な危機管理広報体制／担当者の役割／危機発生時の基本的対応等）
2. 危機管理広報の体制，ルールの策定	・緊急時における危機管理広報の観点からの初期対応，その後の対応の基本的なルール案の作成，意見交換
3. ツール類の整備	・危機管理広報に必要なツールを整備する （例：緊急時連絡先リスト／開示情報マスタープラン／社告・ポジションペーパー等のモデル／記者会見実施要領）
4. ガイドライン作成	STEP1〜3 の内容を本社用ガイドライン化すると同時に，拠点用にもアレンジする （拠点用ガイドライン記載項目の例） ・本社危機管理広報体制の概要 ・本社への報告に関するルール ・Q&A ・危機管理広報の観点から従業員としてとるべき行動，とってはいけない行動

逆算してスピーディーに考えることができる．マニュアルの策定は，広報対応のルール化のみならず，有事の際の動きの演習という意味でも効果的である．

Task4　緊急時対応計画の策定

Task1 で記述した危機に共通するルールとしての危機管理基本規程をふまえ，重要なリスクを特定し，特定リスクに対して，緊急時対応体制とアクションプランを盛りこんだ"緊急時対応計画"を図 4.5 のように策定する．

また，特定リスク以外のリスクについても，水平展開が可能となるようつくりこむ．

図 4.6 に製品回収に関するアクションプランの一例を示す．図の上から下に向けて時間の流れを示し，各 Phase での To-Do リストのほかに，左から右に，"経営トップ"，"対策本部"等々のそれぞれの立場ごとに具体的に実施すべき

```
危機管理広報ガイドライン
 1. 危機管理広報の目的
 2. 危機管理広報の内容
 3. 危機管理広報体制
 4. 危機管理広報に関する具体的取り組み

 ＜添付資料＞
 ・記者会見の留意点
 ・記者会見に関する準備事項
 ・一般従業員の留意点
       ︙
```

図 4.4　危機管理広報ガイドラインの目次例[1]

```
緊急時対応計画
 1. 目的
 2. 適用範囲
 3. 危機管理体制（最高責任者・統括部署・緊急時対策本部・緊
    急時連絡ルート）
 4. 緊急時対策本部（本社）・現地対策本部の設置基準
 5. アクションプラン
```

図 4.5　緊急時対応計画の目次例[1]

4.2 食品事故発生時の緊急時対応策　　　　75

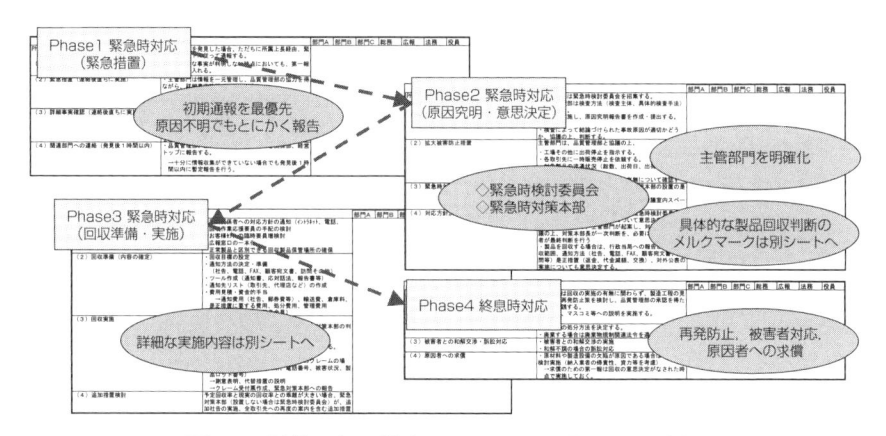

図 4.6　製品回収に関するアクションプランの一例[1]

ことをあらかじめ決めておく．重要リスクが起こったときのワーストシナリオを想定して，最初にやるべきこと，次の段階にやるべきこと，役割分担，対応手順などを策定する．

アクションプランを策定しておくことで，想定していたシナリオ（対象製品や原因など）と現実が違っていてもある程度対応できる．ゼロから改めて考えることに比べたら，素早い対応が可能で，かつ抜け漏れも防止することができる．

Task5　教育プログラムの整備

文書化した危機管理に関するマニュアル類が，机上の片隅に放置してあったり，コンピューターのハードディスクにしまいこまれ，だれもみないのでは意味がない．役職員にルールの周知徹底を図って，使える状態にまでもっていかないと，効果を発揮しない．

危機管理・リスクマネジメントについて，表 4.6 に示した Phase で必要な知識及び実践力を養成するための教育プログラムを図 4.7 のように確立する．

表 4.6 教育プログラムの整備のための各 Phase と取り組み内容

Phase	取り組み内容
1. リスクマネジメント教育プログラムの策定	●リスクマネジメント教育基本方針，年間基本方針および実施要領の策定 →既存の人材育成プログラムや役職別研修プログラムの現状を把握したうえで，それらとの有機的連動を志向する． →段階的な到達目標を設定し，中長期的な視野で人材育成することを目指す．
2. 教育研修等の実施	●手法：研修，理解度テスト，通信教育，e ラーニング，メールマガジン情報提供，その他 ●研修内容：危機管理基本規程，緊急時対応計画の周知徹底，事例検証，ケーススタディ，その他

役職	4月	5月	6月	7月	8月	9月	10月	11月	12月	1月	2月	3月
取締役・監査役				★研修 (D&O 研修と同時実施)						☆シミュレーション		
グループ会社役員		★研修(今年度事業方針説明会終了後)				☆シミュレーション						
部長				★研修 (コンプライアンス研修を同時実施)						○全国部長会議 (次年度 RM 方針策定)		
課長		★研修 (昨年度 RM 総括・今年度方針説明)						●トレーニング ●トレーニング (いずれか選択して参加)				
担当	★研修 (昨年度 RM 総括・今年度方針説明)							●トレーニング ●トレーニング (いずれか選択して参加)				
新入社員	★研修（オリエンテーション時）											
	◇RM 委員会					◇RM 委員会				◇RM 委員会		

図 4.7 教育プログラム例 [1]

Task6 実践的トレーニングの実施

Task5 の教育プログラムでは，知識を植えつけるということだけではない．記者会見を模擬的に実施するレベルの"危機管理シミュレーショントレーニング"を行うことを推奨する．

緊急時を想定し，経営トップ以下の関係者が適切な情報収集，意思決定，対応指示，外部への情報開示を行うことができるように，事前にシナリオを開示しないシミュレーション形式でのトレーニングを行い，実践力を検証してみる．表 4.7 に示した実践的なトレーニングによって，緊急時対応能力が向上するだけでなく，既存対策の見直し効果や平時のリスク感性向上など，様々なメリットを享受することができる．

4.2 食品事故発生時の緊急時対応策

表 4.7 実践的トレーニングの実施のための Phase と取り組み内容

Phase	取り組み内容
1. テーマ・参画者の選定	シミュレーションのテーマとして取りあげるリスク，及び参画者の範囲，実施形態（意思決定重視型／情報収集重視型，1拠点／数拠点型等）
2. 詳細シナリオの策定	選定したテーマにつき，危機発生認知以降の被害拡大状況，外部関係者（マスコミ，被害者等）の動き等，詳細なシナリオを策定する
3. シミュレーションの実施	シナリオにもとづき，参画者に段階的に情報提供を行い，参画者にはこの情報をふまえて，追加情報の収集，暫定対応の指示，基本的対応策の検討，情報開示（記者会見等）を行う
4. 講評	第三者の視点でシミュレーション実施結果について講評する

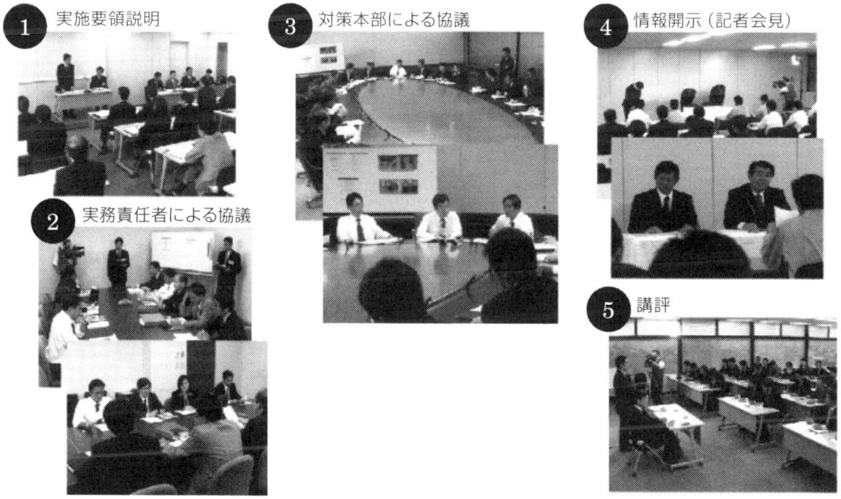

① 実施要領説明
② 実務責任者による協議
③ 対策本部による協議
④ 情報開示（記者会見）
⑤ 講評

図 4.8 危機管理対応シミュレーショントレーニング実施のようす[1]

危機管理対応シミュレーショントレーニング実施の様子（図4.8）とその説明を以下に示す．

① 実施要領説明：経営トップ以下，幹部クラスへのシミュレーショントレーニングの概要説明．
② 実務責任者による協議：実務責任者に対して段階的にシナリオを与え（ここでは参画者は次に何が起こるかがまったくわからない状態で参加），実務責任者が事実関係を整理したうえで，事態の重大性を把握し，対応の方向性を検討．
③ 対策本部による協議：対策本部で実際に対応策を審議・決定．
④ 情報開示：模擬記者会見を実施．
⑤ 講評：いままで取り組んできた危機管理体制が，実際に機能するかということの確認や改善事項を明らかにする．

最後に，緊急時対応のポイントの概念と自社における緊急時態勢の自己チェック項目を下記に示す．
 Ⅰ 正確な事実確認
  ● 背後にある事実も予見しながら，把握することができるか？
  ● 客観的な事実と推定を峻別できるか？
 Ⅱ 緊急措置の指示
  ● ワーストシナリオを想定した指示ができるか？
  ● 指示後の確認の手法を定めているか？
 Ⅲ 迅速な意思疎通，情報共有化
  ● 時系列で情報の整理ができるか？
  ● 論点を明確にできるか？
 Ⅳ 適切な対策の起案（優先順位，手法）
  ● ステークホルダー別に洗い出し，効果予測，優先順位づけができるか？
 Ⅴ 合理的な意思決定と行動

- 経営トップが基本方針を明確に示せるか？
- リーガルチェック，広報チェックなどができるか？
- セカンドオピニオンとの比較のうえで意思決定ができるか？

Ⅵ 適時適切な情報開示（記者会見）
- 各種ツール（ポジションペーパー，Ｑ＆Ａ，その他）を適切に作成できているか？
- 基本方針に従った的確な表現ができているか？

　構築した自社態勢が機能するかを正確に把握することは必須である．同業他社の事故例や不祥事を参考に，自社で同じようなことが発生する可能性と，発生した場合の影響の程度について他社事例をベンチマーク的に利用して自社を評価するやり方もある．しかし，Task6 の実践的トレーニングの実施で示したような，より実践的な模擬訓練によって，文書や手順，各種ルール等を検証することが望まれる．

（株式会社インターリスク総研　田村直義）

参考文献
1)　田村直義（2012）："オープンセミナー：食の総合リスク対策セミナー　～食品関連企業における重点課題解決のポイント～" 講演資料

第5章 食品企業におけるフードディフェンス取り組み事例

5.1 FSSC 22000 取り組み事例——ネスレ日本株式会社

5.1.1 ネスレ日本の概要

ネスレ日本は，明治時代にその日本支店を横浜に開設以来100年間，日本の消費者の方々に食の喜びを届け続けてきた．現在ソリュブルコーヒー，キットカットなどの主要販売品目は国内工場で生産（図5.1），他にも新たな食の喜びを届けるためネスレグローバルのネットワークを最大限にいかし世界中から最高の品質の食品をお届けすることをその使命としている．

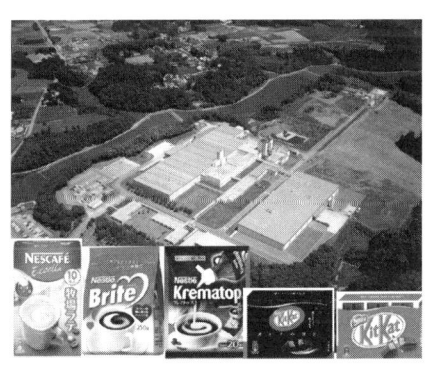

図 5.1　ネスレ日本の霞ヶ浦工場

5.1.2 企業理念と食品安全方針

ネスレの世界的な理念は，その長く愛されている鳥の巣マークが示しているようにグッドフードグッドライフであって，良い食品を提供することにより良い人生の舞台をつくりだすことにある（図5.2）．

図5.3はネスレグローバルで採用されているビジョンと目標を和訳したものである．ここに弊社の食品安全追及の真髄が表現されているといってよい．食品安全追及の最終的な到達目標は“目をつぶっていても楽しめる食品・飲料”であってその消費者の期待にこたえるため日々精進していくというのがネスレの理想とするところである．

5.1.3　FSSCの導入目的

1993年，ISO 9001に範をとり食品産業である自社向けに，現在いわれているPRPや当時では世界でも珍しかった食品安全管理システムの要素を組み

Nestlé
Good Food, Good Life

図5.2　ネスレロゴ

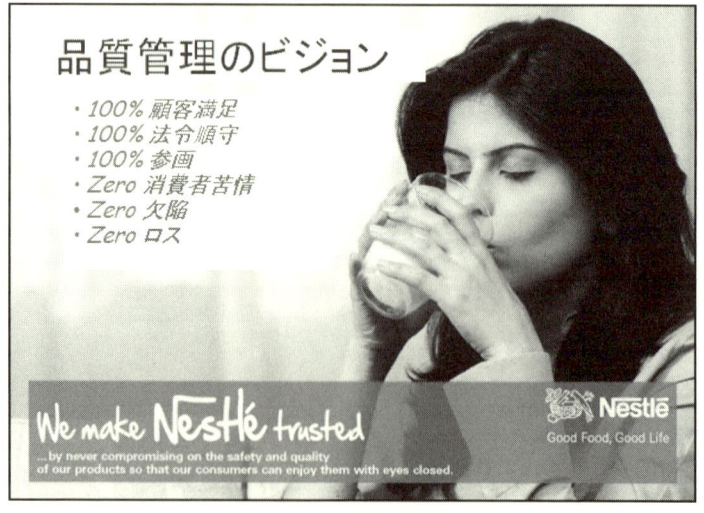

図5.3　品質管理ビジョン

5.1 FSSC 22000 取り組み事例——ネスレ日本株式会社　　83

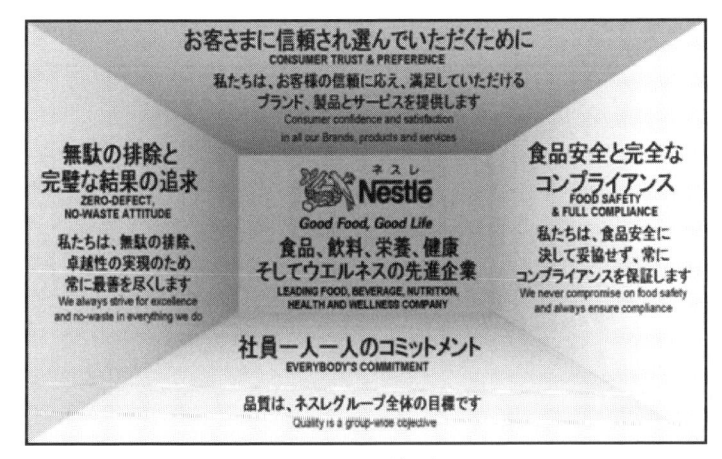

図 5.4　品質目標

こんで上梓された NQS（Nestlé Quality System：ネスレ品質システム）がネスレの食品安全・品質に対するグローバルスケールでの組織的な取り組みのスタート地点であった．当時食品向けに構築された規格が皆無というなかでの NQS の存在は輝かしいものであったが，食品産業界の要請を受けてひとつまたひとつと上梓されてくる他の国際規格の優位性が徐々に目立ってくることとなった（図 5.4）．

　国際規格の優位性は ISO 22000:2005 が世に出た時点で歴然としたものとなった．それをうけてネスレグローバルは NQS を全面改訂することを決意し，現在の NQMS（Nestlé Quality Management System：ネスレ品質マネジメントシステム）が満を持して投入されることになった．この NQMS の特徴は NQMS を自社運用規格としそのスコープのなかに ISO 22000:2005 をも前提条件として取りこんだという点にある．つまり NQMS への適合維持のためには ISO 22000 認証取得とその維持が前提となっているわけである．また ISO 22000 を包含する全体像である NQMS 自身についても外部機関による審査をうけるという二重外部認証システムとなっており，あくまで客観的に自身の適合度を判定してもらう，内部のなれ合いを徹底して排除するという強い意志をここに感じる．ネスレ日本では 2008 年より NQMS へ移行，同時に ISO

22000 認証を取得している.

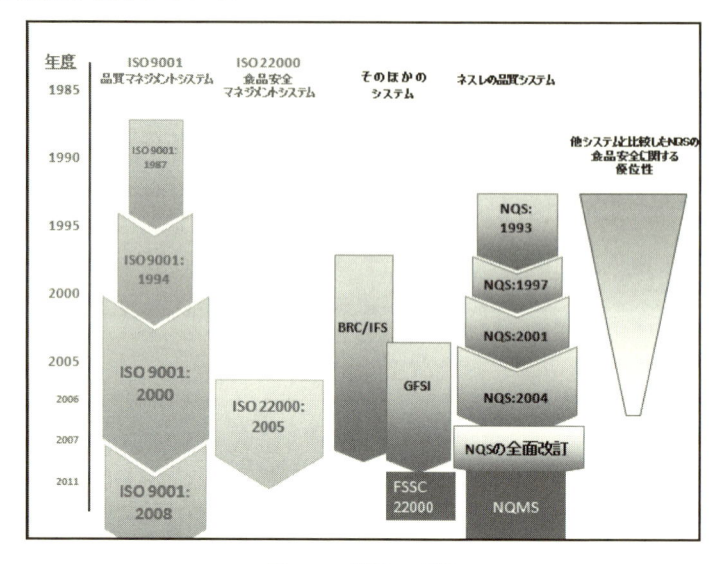

図 5.5　規格の変遷

　ISO 22000 については当初より産業界がその PRP 面での不足を指摘しつづけており，ネスレグローバルもまた同じ路線上にあった．文書化された PRP の集大成である PAS 220 の策定にダノン，クラフトフーヅ，ユニリーバとともに積極的に取り組んでいたことにそれがみてとれる．PAS 220 が ISO/TS 220002-1 として確立され PAS 220 要素がすべて FSSC 22000 に取りこまれていく過程を確認してのち，ネスレグローバルは ISO 22000 から FSSC 22000 への切り替えを推奨し始めた．
　この流れをうけてネスレ日本でもその傘下 3 工場において 2011 年に ISO 22000 から FSSC 22000 への切り替えを実行した．すでに ISO 22000 を取得していたという事情があるため，FSSC 22000 認証準備段階での大きな動揺は経験しなかったが，PRP 項目が大きく増え，そのひとつひとつの解釈をどうしていくのか，そしてあらたに付加されることとなったフードディフェンス項目をいかにネスレ日本の与えられている環境下で構築していくかが関心事と

5.1 FSSC 22000 取り組み事例——ネスレ日本株式会社

なった．ネスレグローバルにおいても先行事例がまれであったため認証準備段階では国内 FSSC 22000 認証取得済み企業の見学，外部講習参加，そして認証機関と具体的事例についての解釈のすり合わせを行い準備に万端を期すこととなった（図5.5）．

しかしながらも弊社には FSSC 認証取得への準備の最後の段階に至っても（FSSC 自体その必要性を規定していないためであるが）フードディフェンス委員会・フードディフェンス担当のような組織・職責は存在せず，以下すべて筆者の個人的な解釈が色濃く表に出ていることを前置きしておきたい．

5.1.4 FD 対策に関する要求事項の解釈と導入前評価

前述したように 2011 年に ISO 22000 から FSSC 22000 への認証切り替えを傘下 3 工場（霞ヶ浦，島田，姫路）で行ったがその際当然の帰結としてフードディフェンス条項の解釈に取り組むこととなった．ネスレ日本内部で話題になったのは条項 18-2 のアクセスの管理であってサボタージュやテロまでをも想定する 18-1 の一般的な要求事項については大きな時間を割いて議論をすることはなかった．これは，とにもかくにも日本という国家風土がいまだに社会的な安定を維持しており，現在に至るまでも大規模のテロが食品産業を対象にしたという事例がない，またその兆候もみられないという事実にもとづいた判断といってよい．この理由によって弊社のフードディフェンスは特殊な対応事例といえるものはまったくない内容となっている．

内部の議論だけではあまりにも心もとないため，FSSC 22000 認証の準備段階にあっては審査機関 3 社にお願いして判断のすり合わせを行わせていただいたが，その総合的な結果としても工場周辺のフェンスまたは偶発的な侵入を阻止することに足る障害物，構内への入口の制限・守衛所での不審者チェック機能の確認，非常用のドアは外部から開かないようにする，薬剤など（毒物・劇物としての転用を意図できるものを主とする）の保管場所のロックアップ，また飲用水タンク蓋・井戸，ボイラー室などのロックアップなどが見直し事項として上がってきたのみであって，監視カメラを死角のないほどに配置するこ

となどは話題の端にも上らなかった．

5.1.5　FD 対策の経過

認証取得準備段階では，それゆえフェンスなどの阻害物の状態確認，試験室での毒物・劇物の保管棚のロックアップ・在庫管理，飲用水タンクの蓋・井戸の施錠，無人運転の場合はボイラー室の施錠，非常用ドアが外部からは開けられないようにロック，またはドア取っ手の取り外し，守衛所での例外なしの記帳，入構票発行，守衛所及び弊社従業員の常時立ち会いがなく搬入が行われる箇所に設置された監視カメラなどを見直し一部強化を施したのみであって，なんら特殊な装置やシステムというものを組み込んでいったものではない．ハードというよりはどちらかというとソフト面での対応を主とするものであった．

5.1.6　FD 対策に関連した FSMS 審査時の指摘

実際に 2011 年 9 月～11 月の FSSC 22000 認証審査にあたっても，フードディフェンスに関連するかもしれないという指摘事項としてあげられたのは 3 工場でわずかに一件，訪問者へのルール告知の徹底のみであって，それも関連条項としては条項番号 13-1 個人衛生にかかるものとされ，外来者が工場内に，例えば伝染病などを意図せずに（例えば熱があるのに無理をして入構してくる）もちこむことがありうるので，それに対する警告を守衛所にて行うように，というものでしかなかった．なお，審査登録機関は，ビューロベリタスジャパンに依頼した．

5.1.7　現在実行中の FD 対策

以上のような理由によりネスレ日本は，工場周辺のフェンス，構内への入口の制限・守衛所での不審者チェック，非常用のドアは外部から開かないようにする，薬剤保管場所のロックアップ，飲用水タンク蓋・井戸，ボイラー室などのロックアップを主とした基本的なフードディフェンス対策レベルにとどまることをその選択肢として選んだ．その主たる理由は以下によると筆者は認識し

5.1 FSSC 22000 取り組み事例——ネスレ日本株式会社

ている.

ISO/TS 22000-1 は，その原文のなかでわずかに9行をフードディフェンスに割いているだけであって，その主旨はあくまでPRP（前提条件プログラム）の強化にある，というのが弊社における解釈である．ISO/TS 22000-1 の前身であるPAS 220 の策定の際の中心メンバーとして活動した弊社であるが，PAS 220 の構築過程においてフードディフェンスがその中核課題として検討されたという痕跡は，まったくといっていいほど見あたらない．

あくまでISO 22000 において欠如していることがあまりにも顕著であったPRP を，食品産業の立場からいかに補完していくかに傾注していった結果の所産である．

ネスレグローバルとしての対応は，2001年に9・11 を経験した後でも大きく変化することはなかった．9・11 よりは新型インフルエンザあるいは2003年に世界を席巻したSARS のほうが，相対的には大きく取りあげられており，そこに垣間見えるポリシーは食品産業に求められるのはDue diligence であって，テロは食品産業の防御機能をはるかに凌駕するものであるという判断である．

実際にテロを対象とすることを企図するのであれば，ISO/TS 22002-1 の範疇をはるかに超え，例えば英国CPNI（Centre for Protection of National Infrastructure）に代表されるテロ対策のプロのアドバイスに従うことを求められるのではないだろうか．繰り返しになるが，ISO/TS 22001-1 ではあくまで食品産業におけるDue diligence を求めているのであって，単に個人が偶然に（いわゆるでき心から）工場に入ってきて，その周辺にある異物・毒物をラインに投入することが"やりにくい"環境をつくりあげることを目的としているものである．ISO/TS 22001-1 は，周到に計画されたサボタージュやテロに対してまでの防御を意図しているものではないと解釈するのが妥当であろう．工場ゲートで靴を脱いだり，ベルトを外したり，もちもの検査を実行することを求めることとはまったくことなる．低いレベルでの防御設定を念頭に置いているのみである．

ネスレでも一部の国の工場では，外来車の入構にあたって車の下を反射鏡で覗いたり，トランクをあけさせたり，訪問者に対して，ハンドバックやバックパックのなかをチェックするという事例はあるが，それはあくまでその国の世情が不安定な場合に限られ，そのような国々を旅してみればおわかりいただけると思うが，そこで中級クラスから高級クラスのホテルに宿泊したとしても，同じような検査を受けることが恒例となっている．つまりネスレの工場のセキュリティーレベルは，その工場が所在する国のホテルと同等のものであって，つまりはその国で一般的なレベルと認知される Due diligence を採用しているにすぎない．

フードディフェンスの参考文書としては PAS 96:2010 があり，この文書のタイトルはまさに Defending Food and Drink となっており，これを読めば一気に疑問が解消するのではないかという期待を抱かせる．

タイトルはあくまでも"思想的に動機づけられた，あるいは他の形での食品・飲料サプライチェーンへの悪意をもった攻撃を抑制，察知し挫折させるためのガイド"であって，いわゆるテロのみを対象とするものではない．

そのなかをのぞくと TACCP（Threat Assessment Critical Control Point）という造語がありその目新しさから注目をひくアイコンとなっている．しかしながらその内容を精査するとリスク分析にほかならず，また対策としてあげられているものもほぼすべて Due diligence の範疇にはいるものばかりであることに気づかれることと思う．

PAS 96 にはチェックリストが挿入されており，弊社の世界における一部地域でも，このリストの弊社適用版を作成し試用したという痕跡はあるが，それがグローバルに展開されようとしたという事実は今のところまったく発見されない．

なぜ PAS 96 がネスレにおいて一般性をもたなかったかということについてはさまざまな議論が輩出するであろうが，一仮説としてこの規格が英国を前提としたものとして構築されグローバルな展開を考えていなかったため，他の国々での運用に困難がともなったのではないかという点があげられるであろう．

5.1 FSSC 22000 取り組み事例――ネスレ日本株式会社　　89

とくに本文中にある Assessing the Threat（脅威を評価する）の段では，製品が宗教的なあるいは文化的，あるいはモラル面での意味合いをもっていないか（ある特定グループの消費者を対象とした意図的な混入のターゲットになりやすくないか）とか，政治的にあるいは社会的にセンシティブな地域に工場が所在していないか，(英国王室に代表される）セレブの方々を従業員として雇って（王室対象のテロのターゲットにされやすくないか）いないかとか，英国が現在もつ暗闇といえる部分を色濃く反映した内容も散見される．

また，具体的に何をしたらいいのかという対策部分には条項 8-13 があてられているが，中身をみてみると，ここもまたほとんどが Due diligence に属する内容であって，たとえ実行したとしてもそれがテロ・サボタージュというような周到に準備された悪意のある攻撃防止に対してどれだけの有効性をもちえるのかについては疑問符がつく項目が多い．

一例としていえば，監視カメラの使用があるが，これをテロリストに対する心理的な威圧として好意的にとらえる向きもあるようだが，送られてくる映像をだれかがモニタールームで同時に監視しているとか，直近数日間の映像を（早送りででも）レビューして何か不審な挙動をしていた人間や車両がないかどうかチェックするなど，ルーティンとして確認するという作業がそこになければテロ防止機能としての有効性は非常に低いレベルにとどまる．いわゆる監獄，銀行，カジノのような施設でみられる常時監視システムでないかぎり，テロの出鼻をくじくような効果は期待できないものと考える．

また同様のテロ対策に言及する文書として WHO の FOOD SAFETY ISSUES：Terrorist Threats to Food Guidance for Establishing and Strengthening Prevention and Response Systems があり，その 2.3 Strengthening food safety management programmes の章では Prevention of terrorist attacks does not always require high technology or great expense. Increased awareness of the problem and enhanced vigilance are among the effective measures that can be taken. "高度な防御システムや高価な出費ではなく問題点がどこにあるかの認識と警戒態勢の強化こそが食品産業に求め

られているものである"と喝破されている．そのメッセージを具体化するように，付則1では食品産業に期待する要件が羅列されているが，それらはすべてDue diligenceの範疇に属するものであって，例えば監査カメラの必要性などについてはひと言の言及すらない．鮮明な記述はないが大要はテロに対する第一の防御線を設定するのは企業の役割であるとしているものの，そこに期待されているのは完全無欠の防御線ではない．それよりもはるかに重要なものとして規定されているのがテロを起こさないための社会全体が連携しての抑止機能の強化であり，さらにはテロが起きてしまった場合の社会としての即応体制の強化である．

　ISO/TS 22002-1でいわれるフードディフェンスは18-1項および18-2項のみであって，それはなんら特殊な対応を促しているものではないと解釈することが適切なのではないだろうか．これについては弊社のFSSC 22000審査を担当していただいている監査員の方ともなんど反復して確認させていただいた事柄である．

　まず自社の置かれている環境が，いわゆる平常時にどの程度の悪意のある攻撃の危険にさらされているかのリスクを判定する．その会社の事業がテロ集団あるいは社外の悪意をもった個人のターゲットとなりやすく，その兆候があり（例えば脅迫状や警察による警戒要請があった），その会社の製品が政治・思想的に，または宗教的・民族的に，あるいは免疫弱者などの特定のグループによって消費あるいは支持されており，その事実がテロのターゲットとなりやすいという事実があれば，このリスクは顕在化の方向にあることとなり，いわゆるテロ対策までをも込みで対応を考えるということになる．

　しかし，通常の日本の企業であれば，社外の集団・個人による周到に準備されたテロ・サボタージュのリスクはほぼ無視できるという結論を導きだすのではないかと感じている．実際過去世界的にも組織的な食品テロといえるものは，1984年に米国オレゴン州で起きた狂信的な宗教集団によるサルモネラ混入事件一例のみであり，それ以外はすべて個人による犯罪であった．この点からしても集団テロは起きうる確率の低いものであって，焦点は個人による犯罪にこ

そあてられるべきものであろう．また集団テロは国家安全保障の範疇に属する案件であり一企業単独での対応にはおのずから限界があり，少なくともフードチェーン全体を通してそのなかでの自己の役割を認識し，最低でも自治体，警察などとの連携を図りながら対策を行っていかなければ効果を期待し得ない．

つぎに，社内の悪意をもった個人による攻撃であるが，これはくすぶり続けているような社内の人間関係に起因する問題が存在する．挙動不審な従業員が特定されているというような事実があった場合にこそ顕在化の方向にあると考えるべきであり，その場合にはアクセスコントロールを強化するなどの対策を行う必要があるであろう．しかしながら，根本的な解決法は人間関係の改善以外にあるわけもなくアクセスコントロールなどの対策はあくまで暫定的なものであって，その効果には多くを期待できない．

つぎに，偶発的な（でき心による）混入であるが，これは社内の限定された範囲での人間問題の悪化，出入り業者と生じた小さなトラブルであっても"でき心"を生起しかねないので，この点では潜在的なリスクは必ずあるととらえるのが自然であろう．

偶発的な混入は，ほとんどの場合簡単な手段で抑止可能である．まずアクセスの管理，つまり工場周囲にはフェンスを巡らせ入口を限定する．入構にあたって記帳を義務づける．入構票を支給し，その人間の入っていけるエリアを指定する．また重要管理点（防御の脆弱点）への進入にあたっては着替え（そのまま着替えなしに入っていけば目立ってしまうという心理的なバリア），エアシャワー，ローラー掛けなど，手間暇かけさせることでその動機をなえさせる．

5.1.8　FSSC 22000 認証取得を検討する際の留意点

グローバルに展開している弊社の事例は，日本でいままさに FSSC 22000 認証取得を考えられている企業の方々にとって普遍的な立場からのモノの見方を提供できるのではないかと考える．弊社の状況も国ごとに違っており，守衛が銃を携帯している国もあれば丸腰の国もある．工場入口は，人であれトラッ

クであれ，カードをかざすあるいは守衛が建屋内部にあるスイッチを押さないと開かない形式であって，周囲は完全に高い塀で囲まれた監獄様式のものもあれば，日本でのように周囲は脚立でもあれば簡単に越えられる程度の高さのフェンス，ヒトの入り口はカード認証があるとはいえそのバリア機能はゆるく簡単にくぐりぬけられるモノ．トラック運転手は自主的に車から降りてきて守衛所で登録を済ませ，その入り口には何らバリアがあるわけではないという，完全に近いほどの性善説にもとづいた運営をしている国まである．

あきらかにその工場が所在する国の世情がその運営に反映されているという面は否めない．またネスレはスイス国外ではどの国にあってもいわゆる外資系であって，(昨今中国で日系企業の多くが経験したように) 何か事件が起きれば反目感情のターゲットになりかねないという側面もあり，そのリスクは各国でまた各年度異なっている．しかしこういった歴然とした違いはあるものの，ことフードディフェンスに至っては監視カメラで死角がないほどに全ラインのモニタリングをしたり，監視員がドーベルマンを連れてフェンス内を巡回していたり，すべてのドアをオートロックにしたという例は皆無である．食品工場という運営形態が朝，昼，夜と入れ替わる自社従業員の動線をさばかねばならず，また原材料搬入・製品出荷にかかるトラックの荷さばきのピークをもこなさねばならないというかなりオープンな形態での運営を強いられる点があり，おのずから P4 施設のようなセキュリティーが第一といった場所とは趣を異にすると信じる．

また悪意のある攻撃とでき心による混入とは性格を異にするものであって，どちらを対象とするかによって防御レベルはまったく違ったものとなる．高いレベルの防御設定はすなわち生産コストの上昇であり，またオペレーション上の障害でもある．企業として高レベルの防御を目指すというのであれば，それなりの理由がそこにはなければならない．どのレベルの攻撃までを防御するかを議論するのはもちろんのことであるが，我々は防御線を越えられて混入事件が起きてしまったとき，社会がその企業のビジネスの継続を容認するかどうかという点も同時に評価対象として取りいれていくべきであろう．この企業は当

然想定されるような事件に対しては十分なレベルの防御を張っていたが，悪意をもった個人あるいはテロ集団は狡猾にもそれを乗り越えて事件を起こしたと世論を味方につけることができると判断するのであれば，決して刑務所のような工場を建設する必要はないであろう．

〔ネスレ日本株式会社　広田鉄磨〕

5.2 ISO 22000 及び ISO/TS 22002-1 取り組み事例
　　　　　　　　　　　　　　——株式会社シェ・ケン

5.2.1 会社概要
(1) 設立の経緯

オーナーシェフ（代表取締役社長）山口賢は国内のパレスホテル，京王プラザホテルでフレンチの修業をした後，渡仏．帰国後，"フランス料理　シェ・ケン（若松店）"をオープンした．

本格的なフレンチの味わいが評判を呼び，空港に近いことも重なり，航空会社各社の機内食を手掛けるようになり，セントラルキッチンを設立．

その後，ホテルや結婚式場の料理，フレンチおせち等幅広く料理を提供する．2012年10月に手狭になったセントラルキッチンを移設，拡張し（図5.6参照），FSMSの確立後，2012年3月にISO 22000，ISO/TS 22002の認証取得をした．

(2) 経営理念と食品安全方針

高度成長期（バブル）のように高級料理がもてはやされていた時期と異なり，食品業界全体が非常に厳しい状況となっている．特にフレンチ業界は"高級食で普段は口にしない"というベースがあるため，他の食品業よりもさらに不況の煽りを受け業界全体の売り上げが大きく下がっており，ほとんどのホテルにおいて高い技術をもった職人が不足して本格的な料理を提供することが困難な状況に陥っている．一方で，食品安全に対する要求は日増しに強くなりつつある．

そのような市場背景のもと，シェ・ケンは創業以来千葉県に根を据えて，お客様に"本物"かつ"安全・安心な"フレンチを提供するという理念のもとに経営を貫いてきた．

2011年10月に完成したシェ・ケンのセントラルキッチンの最大の特徴は，"レストランの厨房での作業をそのままHACCP工場"で行っていることである．細かく複雑なフレンチの作業は機械化や大量生産をすると"味わい，色

5.2 ISO 22000 及び ISO/TS 22002-1 取り組み事例――株式会社シェ・ケン　95

等に影響を及ぼし"本物"ではなくなってしまうため，1バッチごとの製造量を大きくせずにあくまでも手作りにこだわって製造している．

セントラルキッチンではレストラン経験のシェフがラインのリーダーを務め，レストランの品質を大量製造に結びつけている．

安全面においては，自分達だけで"やっています"と主張するのではなく，第3者認証を受けることにより"お客様に安心感"を提供したいと考え，FSSC 22000 の環境構築を目指すことを決めたが，取り組み開始時点において，ケータリング業は FSSC 22000 の認証カテゴリーとなっていないため，ISO 22000, ISO/TS 22002 の認証取得に取り組むこととし，追加要求項目については自主対応することとした．

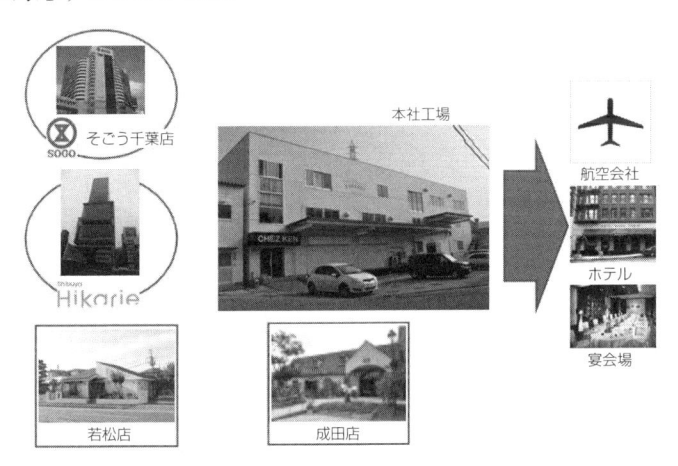

図 5.6　シェ・ケンの営業展開

5.2.2 認証取得への取り組み

(1) ISO 220000, ISO/TS 22002 への取り組み

- 2011 年 8 月まで

フレンチの製造においてはパート従業者であっても相当レベルの力量が必要となるため，新規雇用のパート従業者による工場スタートは無理だと判断した．そのため，旧工場の通勤エリアと同様に通勤できるエリアで工場の候補を探

し，複数の工場候補地のなかから新工場を決定した．新工場の規模は旧工場の4倍の製造フロア面積で厨房は1階と3階に分かれ，2階は工場と2軒のレストラン百貨店売場をコントロールする本社となっている．

工場内のゾーニング等に関して自社内検討を行ったうえで，2011年8月にシェ・ケン志津店にて内装業者，FSMSの外部コンサルタント（(株)レジェンド・アプリケーションズ　小川賢）を含め内部の顔合わせを実施した（図5.7）．

当初は認証のターゲットをとしてHACCPを検討していたが，シェ・ケンが製造する製品の価値（特別な日の料理，機内食等）を考慮し，現状最も堅牢な食品安全の仕組みを構築したいとの考えでISO 22000，ISO/TS 22002の認証取得に取り組むこととした．

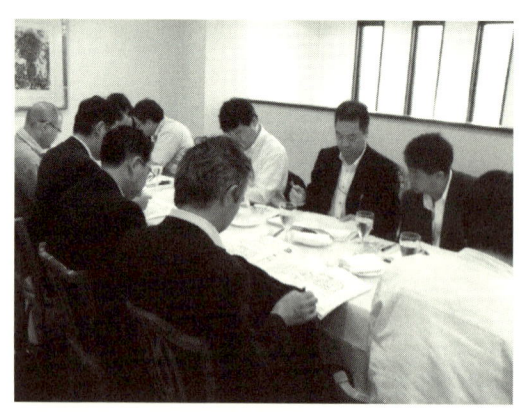

図 5.7　シェ・ケン志津店にて内部打ち合わせ
（手前列一番奥が山口オーナーシェフ）

新工場の稼働開始を10月1日に決定し，レストラン若松店にて，食品安全チーム（暫定）とコンサルタントと以下の内容について協議を重ねた．構築期間は繁忙期（12月）を挟んで実質5か月間とし，認証取得時期を2月に設定したうえで9月～2月までの構築期間を3 Phaseに分け，スケジュールを組んだ（図5.8）．

各Phaseの実施内容として，9月初旬～9月末を"Phase1"として"現状

5.2 ISO 22000 及び ISO/TS 22002-1 取り組み事例──株式会社シェ・ケン

評価と新工場でのルールづくり"を実施.

超繁忙期に差しかかる 11 月末までを"Phase2"として"新ルールの実施と微調整,そしてマネジメントシステムの構築".

12 月は構築を中断し,超繁忙期が明けてから(翌年 1 月)審査を受けるまでの期間を"Phase3"として,"審査準備と審査受審".

具体的な構築は図 5.8 のように進めた.

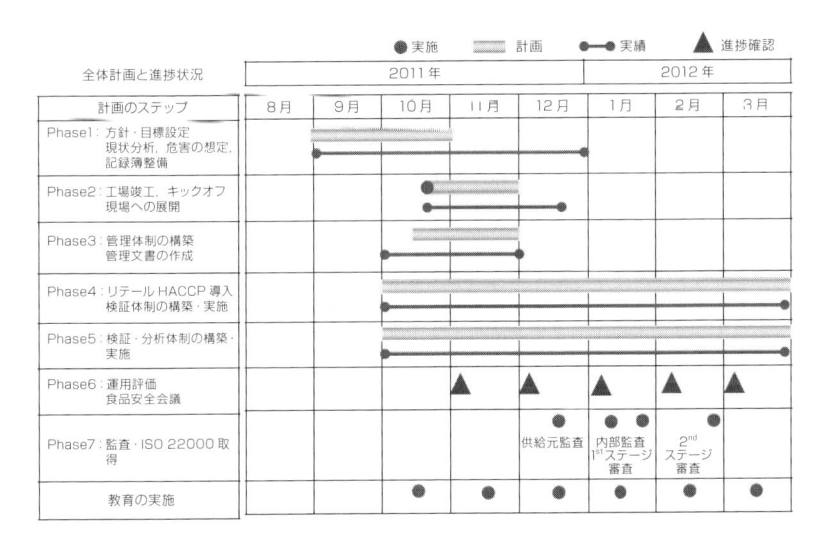

図 5.8　ドラフトスケジュール

- Phase1(2012 年 9 月末まで)

旧工場の弱点(危害)と従業者の衛生管理状態を洗い出し,新工場の"あるべき姿"を検討した.

- FSMS 体制の確定(図 5.9　社内体制図)
- 旧工場をベースにした危害分析
- 新工場の詳細とゾーニング
- リテール HACCP にもとづくフローダイアグラムの整理
- HACCP プランと総括表のドラフト作成

- 標準手順書と記録簿フォーム（暫定）
- ISO 22000 マネジメントシステムの解釈
- ISO/TS 22002 の解釈
- ユニフォーム等の選定
- 細かい作業場の習慣や癖の矯正

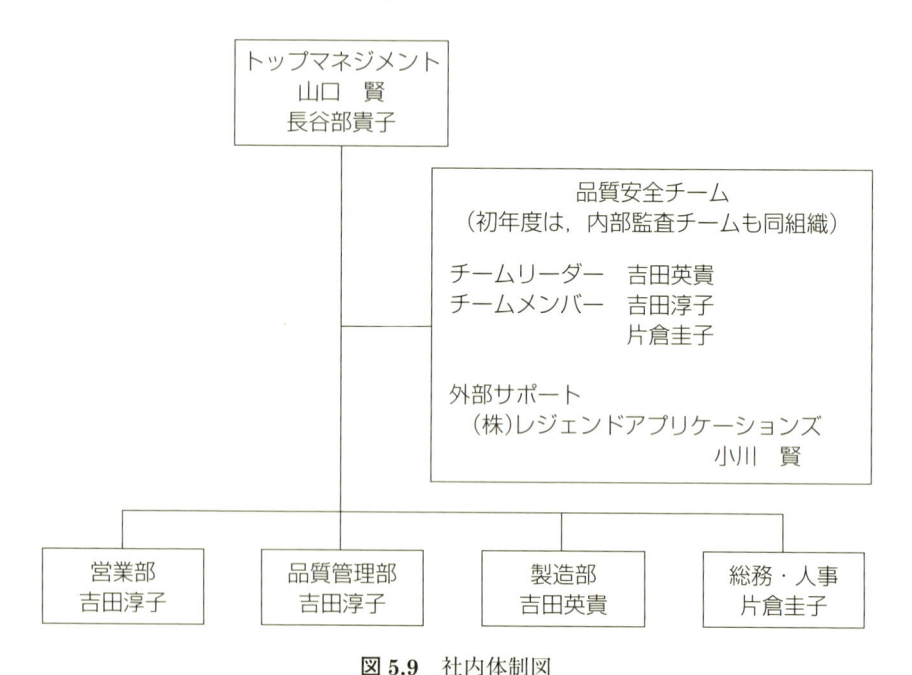

```
                トップマネジメント
                   山口　賢
                  長谷部貴子
                        │
                        ├──────────────────────────────┐
                        │         品質安全チーム        │
                        │ （初年度は，内部監査チームも同組織）│
                        │                              │
                        │  チームリーダー　吉田英貴     │
                        │  チームメンバー　吉田淳子     │
                        │                 片倉圭子     │
                        │                              │
                        │  外部サポート                 │
                        │  （株）レジェンドアプリケーションズ │
                        │                    小川　賢  │
                        └──────────────────────────────┘
    ┌───────┬────────┬────────┬────────┐
  営業部  品質管理部  製造部  総務・人事
 吉田淳子  吉田淳子  吉田英貴  片倉圭子
```

図 5.9　社内体制図

（構築時点では，食品安全チームが内部監査チームを兼務）

- Phase2（2012 年 10 月～11 月）

　内装工事の遅れにより，10 月 1 日稼働開始の予定は 20 日間遅れることとなった．この工期の遅れにより注残は膨れあがり，慣れない，しかも今までの 4 倍のフロア面積でさらに複数階にまたがる製造現場において，いきなり大量の製品を納期に追われながら製造しなければならなくなった．これまでは，製造現場のどこからでもシェフ達の指示が大きな声で伝わってきたが，新工場は

5.2 ISO 22000 及び ISO/TS 22002-1 取り組み事例——株式会社シェ・ケン

同じ階であっても工程ごとのゾーニングにより気密性が高くなっているため,声は届かず,さらに階をまたがる工程ではそれはより顕著になった.

そして本来であれば,最大の意識改革のチャンスである工場でのスタート時点から Phase1 で作成した記録簿の運用,業務の標準化を実践していくはずだったが,目の前の注残への対応を優先せざるを得ず,食品安全への取り組みは置いていかれてしまった.

結果として,出荷には至らなかったが不安定な品質の製品を多数製造してしまい,出荷できない不適合品が多数発生した.不適合品の発生は同じ製品を2回製造しなくてはならなくなってしまうため,さらに製造に負担を与えることになった.

一刻も早く本来の体制に戻し,工場設立の初心に立ち戻らせなくてならなかったため,繁忙していた最中に全社員を集め,あえてキックオフを行った(図5.10).キックオフでは,オーナーシェフの山口から"シェ・ケンの使命""各人の責任と役割""目指すもの"について熱く語られ,その後本来の姿を取り戻していった.

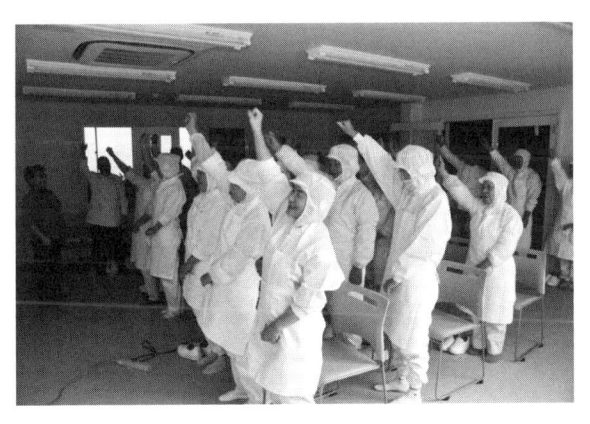

図 5.10 キックオフ

(2) 現場での取り組み

本来の姿を取り戻した工場のなかで,Phase1 において"机上の理論"で作

成したマニュアル手順書や記録簿を実態ベースに合わせていく"微調整"を施しながら，現場の手順の標準化を図っていった．12月の繁忙期が目前まで迫っていたため，この時期に，一気にさまざまな活動に取り組んだ．

　まず，現場の教育としては各従業者にルールを説明するだけでなく"衛生的で確実な作業の必要性"と"記録をつけることの重要性"を理解させることに力点を置いた．工場の中のすべての活動には"根拠""理由"がある．例えば，"記録づけ"ひとつをとっても，ただ単に習慣化させるだけではなく，"なぜ記録をつける必要があるのか"理解してもらえるように努めた．目的のすり合わせをすることで，従業者にルールを守る必要性が理解されルールの徹底を図れるだけでなく，従業者から改善の意見がでるようになった．

　工場の稼働遅れによりルール改変が行き届かず新工場には手狭でレストラン厨房として機能していた旧工場のルールがそのままもちこまれてしまった．この改善のため，トップマネジメントの専務と品質管理部門の部長によるパトロール監査を開始し，細かく未改善点の是正を行っていった．

　例として，旧工場では工場が手狭だったため，器具類が床面に近い高さの棚に置いてある場合が多くあり，その管理ルールがそのままもちこまれていた．こうした"旧工場のルール（癖）"を修正するために，現場ではさまざまな工夫を行った．例えば，図5.11では"ここに物を置かないでください"と書かれた紙を置いている．このように"いかにわりやすく伝えるか"を重要視した．また，フレンチではさまざまな種類の洋酒等を使用するため，多数のガラス製ビンを撤廃することができない実情がある．代替え製品でのテスト運用などを行ったうえ，フレンチの味わいを損ってしまうものについては，ビン等の使用を取り止めるのではなく，運用でカバーすることとした．ここでは，ビンが破砕したときのことを考え"ガラス製ビン自体を減らす""低いところに保管する""ラップを巻いて保護する""万が一破砕したことを想定し，破砕時のルールを決めておく"など，で対応した．このように現場ではパトロール監査をベースにしてあらゆる問題点を洗いだし，ひとつづつルールをつくり，従業者にルールと目的を伝え，"ルールの定着"を図った．

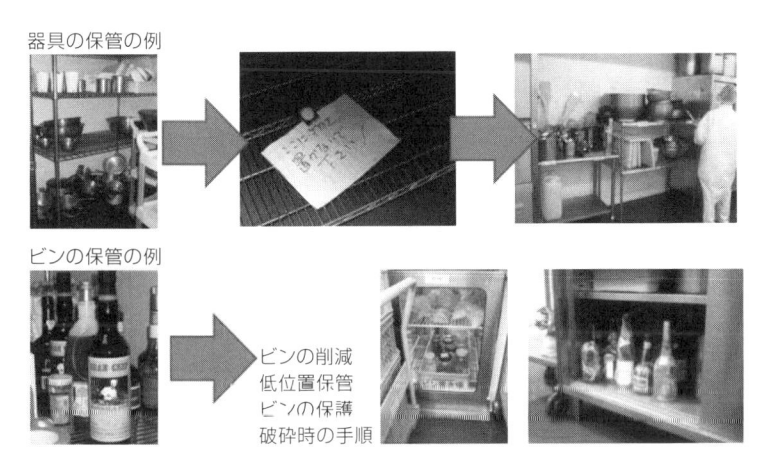

5.2 ISO 22000 及び ISO/TS 22002-1 取り組み事例——株式会社シェ・ケン 101

器具の保管の例

ビンの保管の例

ビンの削減
低位置保管
ビンの保護
破砕時の手順

図 5.11 現場の改善例

(3) 全社での取り組み

全社の取り組みとして，毎週3回～4回は朝礼を実施し，その場を活用して教育を行っている．これらの現場の教育と全社教育の効果を検証し，従業員の力量評価につなげ，それをもとに新たな教育計画を立案し，さらに教育・訓練

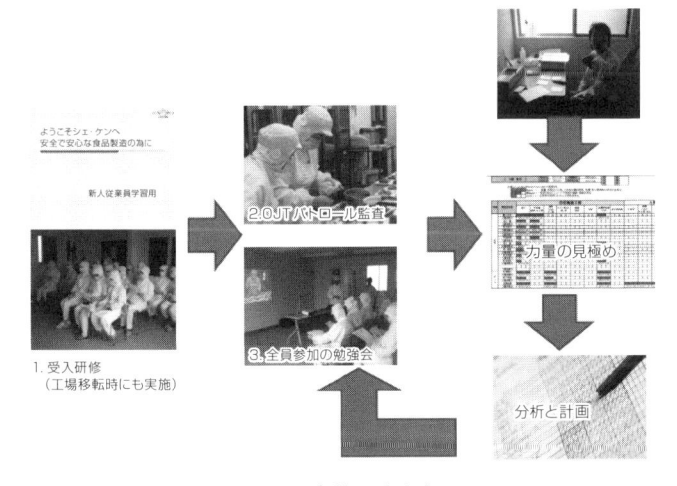

図 5.12 全社の取り組み

の徹底を図った（図5.12）．

この教育の中でFSSCの追加要求項目である"要員監視"についても実施をしている（後述）．

また，この時期に社内での微生物検査やアレルゲンコントロールなどをスタートした（旧工場では外部にて菌検査を実施していた）．

- Phase3（2013年1月～2月）

12月の繁忙期をはさんで認証審査に向けたラストスパートをかけた．

食品安全会議を実施しながら各種の検証を行い，審査における要求事項である製品回収テスト，内部監査，マネジメントレビューの実施をした．

そして，1月31日に1stステージ審査，2月27日28日に2ndステージ審査の受審をした．

5.2.3　ISO 220000，ISO/TS 22002 環境構築のポイント

(1) フードディフェンス（要員監視を含む）

フードディフェンスへの対応として，つぎの4点に対する対応をとった．
- 原材料の供給元における危害の防除
- 外部来訪者の管理
- 従業者の管理
- 外部委託業者の管理

(2) 原材料供給者における危害の防除

シェ・ケンでは鶏肉や豚肉等のうち，一部の原材料の入荷において供給者に下処理を依頼するケースがある．これらの原材料については"安全証明書"の取得をするだけでは，そこで働く従業者による危害を防ぎきることができない．例えば，鶏肉の下処理をする際に悪意をもった従業者に"鋭利なプラスチック片等"を肉中に刺し入れられてしまった場合，X線をもっていないシェ・ケンではその製品を除去できないまま出荷してしまう可能性がある．

5.2 ISO 22000 及び ISO/TS 22002-1 取り組み事例——株式会社シェ・ケン

その対策として，ISO/TS 22002 の要求事項である"9　購入材料の管理"のなかの"9.2　供給者の選定及び管理"における"引き続き承認できる状態であることを保証する，供給者のパフォーマンスのモニタリング"の一環として，"供給者の衛生とモラルに関する教育状況とそこに対する供給者の有効性評価の状況"を確認することとした．供給者監査を実施した時点では，ほとんどの供給者が"モラル教育"を実施しておらず，教育のカリキュラムから有効性評価の方法までシェ・ケンサイドで支援をすることとなった．

(3) 外部来訪者の管理

工場における外部からの侵入口は従業者入退場口，原材料搬入口，出荷口の3箇所である．その中で従業者入退場口については，工場のなかに位置しており，外部からの直接的な入場はできない構造になっているため，従業者以外が成りすまし入場することはできない．原材料搬入口と出荷口はともに常に施錠されている．

納品者（又は，配送業者）は工場外側のインターフォンにて工場内の従業者

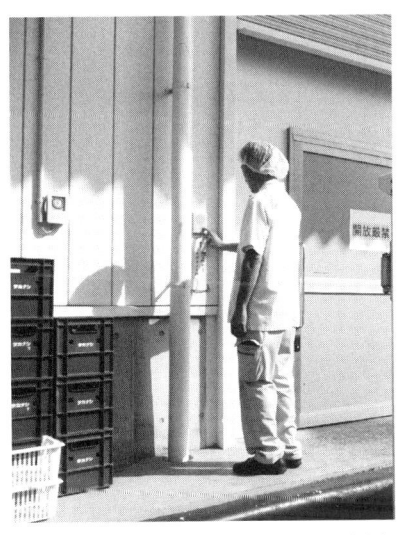

図 5.13　入場時のインターフォン写真

に来訪の旨を連絡し，内部の従業者が開錠して対応するルールとした（図5.13）．

さらに危害の芽自体を極力おさえるために，これまでに受け入れをしてきた"工場見学"は極力お断りすることとした．又，流通業者等の監査においても，これまでは"入場時の健康チェック"のみを実施していたが，"もちものの制限と確認"まで実施することとした．

（4）従業者の管理

新規で従業者を雇用する前に，過去の勤務履歴と勤務状況等を確認したうえで，十分な面接を実施している．雇用する際は"規律と衛生に関する同意書"にサインをすることを必須としている．さらに，初出社の際にはパート従業者・従業者を問わず工場に入場する前に，"食品事業者としてのモラルと基本的衛生ルール"に関する教育を受講させ，一定以上の理解を得られたことを確認したうえで作業場へ入場することを許可している．

雇用後の従業者の管理におけるベースは，山口オーナーシェフと専務（ともにトップマネジメント）が工場内外で，直接一人ひとりの従業者に声をかけ，不満や要望を拾いあげることを基本としている．

その上で"2.3 全社での取り組み"にあげた朝礼での集合教育において月に2回～3回程度"モラル教育"を組み入れていることと，現場でのシェフによる従事者に対するモニタリングを主軸とし，その結果を検証・分析したうえで力量表に設けた"モラル評価"につなげ，次の教育に反映させている．

（5）外部委託業者の管理

外部委託業者の管理としてISO/TS 22002の要求事項においては，"8 装置の適切性，清掃・洗浄及び保守"のなかの"8.6 予防及び是正保守"において"保守要員は，彼らの活動に付随する製品のハザードについて訓練されていなければならない."と要求されている．この要求事項は外部委託の保守要員や防虫防鼠要員に対し，工場内のハザードに対し熟知していることとそれに対応した作業ができる力量を有していることを要求しているものであるが，

5.2 ISO 22000 及び ISO/TS 22002-1 取り組み事例——株式会社シェ・ケン

シェ・ケンでは自社のフードディフェンス対策として，この項目を拡大解釈し外部委託業者からのフードディフェンスの対応を同時に行っている．

実施内容としては，外部委託業者が工場エリアで作業を実施する際は，"もちこみの作業道具や薬品等の確認と記帳をし，作業中は必ず社員が帯同するようにしている．

さらに"3.1.1 原材料供給者における危害の防除"と同様に"外部委託業者の衛生とモラルに関する教育状況とそこに対する供給者の有効性評価の状況"を確認することで安全性の担保を図っている．

(6) アレルゲンコントロール

フレンチのようなさまざまなアレルゲンを原料として使用している工場においては，アレルゲンコントロールをどこまで実施すればよいか，は非常に大きな課題といえる．シェ・ケンでは下記の方法でコントロールを実施し，現状の表示義務レベルである 10 ppm 以下の混入率をもって適正性を判断しているが，現状はアレルゲン検査において"不検出"レベルのコントロールを実現している．

① できるかぎりの"生産計画"

　まず，製造ラインでは，可能なかぎり，"アレルゲンを含まない製品"から先に製造するように生産計画を立てている．この計画は朝礼時に全作業者に伝えられ，作業者は作業に入る前から，どのアレルゲンを含む製品をどういう計画で製造するか認識することになる．やむを得ず，"アレルゲンを含む製品"から製造する場合は，③の方法でできるかぎり製造場所を離して交差を防ぐようにする．

② アレルゲン原材料の隔離管理

　原料は保管場所をしっかりと区分し，保管場所での交差が起こらないようにしている．

③ できるかぎりの"ラインセパレート"

　製造時に最も異物混入が懸念さるのは，成型工程である．ここの作業場は長方形になっており，異なるアレルゲンを含む製品を同時に製造する場

合は可動式の作業台を移動させてなるべく離して作業することで安全な作業環境をつくっている．図5.14は旧工場の作業風景になるが，"エビとカニのテリーヌ"を作っている隣りで，豚肉を使う"田舎風テリーヌ"や鶏肉を使う"チキンガランティーヌ"を作っている．この3種類の製品は，いずれも異なるアレルゲン原材料を使用しておりアレルゲンが交差してしまう可能性がある．現在の新工場では，作業台を離して作業することで絶対にアレルゲンが交差しないようにしている．又，作業時には作業台全面をラップで覆い，作業終了後にラップを取り除くことでリフレッシュするようにしている．ラップ自体が異物混入する危険性もあるため，一概には推奨できないが，シェ・ケンにおいては，過去にラップ混入のクレームが起きていないこと，アレルゲンコントロールという側面においては大きな効果が期待できること，の2点から前工場稼働時からこの方法を採用している．

さらに，製造室ごとの移動で使用するパススルー冷蔵庫はアレルゲンごとに通路を分け，移動時の異物混入を防いでいる．

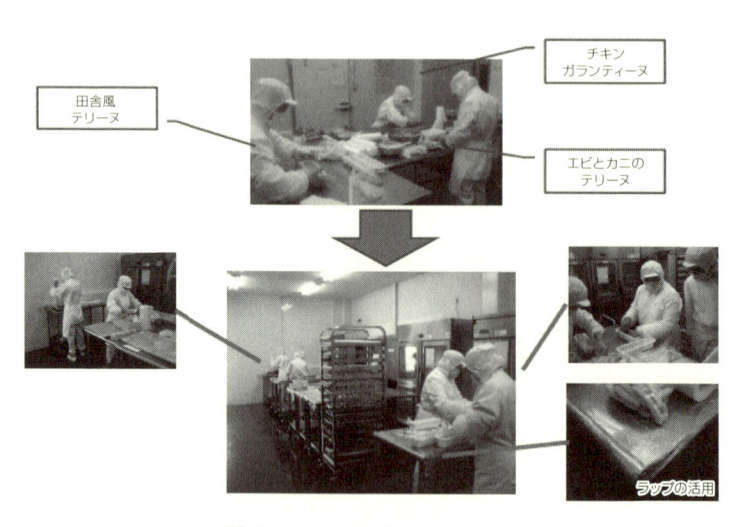

図5.14 アレルゲンコントロール

④徹底した洗浄・殺菌と検査による検証

調理器具は製造ごとに徹底的に洗浄・殺菌し,その状態を確認するために抜き打ちで菌検査を実施している.

(7) HACCPの構築

フレンチの世界では"シェフごとに違うレシピ""シェフごとに違う管理基準"が存在している.シェフの個性やこだわりといってしまえばそれまでだが,食の安全という観点からみた場合,業務の標準化ができていないことは事故を招きやすいともいえる.シェ・ケンのISO 22000環境構築では当初から"シェフをHACCPというルールで縛ることができるのか？"ということが大きな課題のひとつだった.

まず400ものレギュラー製品を以下の5群に分けてリテールHACCP管理した.

1 テリーヌ,ムース,ゼリー寄せ,パイ類
2 マリネ類
3 デザート類
4 ソース類
5 ローストビーフ,鴨のコンフィ類

このフローダイアグラムをまとめていく際に全シェフの工程を洗いだし,全員の作業手順や管理基準を標準化できるように話し合いを進めた.

例えば,ローストビーフを製造する場合,安全性に重点を置けば,十分に加熱してウェルダンの状態で提供する方が安全である（実際に,そのようにしているケータリング業者が多い）.このときに一般的な食品工場であれば"75℃ 1分"といった管理基準を採用しているが,ローストビーフで"中心温度75℃で1分維持"といった加熱条件を適用すればおいしさが損なわれてしまう.シェ・ケンにおいては同じローストビーフに対しシェフごとにできあがりの中心温度を47℃や50℃で個人管理していた.各人がどの程度の加熱状態がベストだと思うかという指標において別々の考え方をもっていたためである.

シェ・ケンでは討議を繰り返して考え方の標準化を図りながら，定めた加熱基準に対する実施の検証データを蓄積していき，何度もバリデーションを繰り返すことで，安全であるという科学的根拠にもとづく自社の管理基準を設定し，品質を落とすことなく，管理基準の正当性を担保している．

5.2.4 認証取得の効果

　認証取得によって非常に大きなビジネス上の効果がでている．主戦場であるホテルや宴会場へのオードブルやフレンチおせち料理の提供については，これまではリゾートホテルやレストラン形式の結婚式場等への提供が主であったが，現在は提供先のリストに全国的に有名なホテルが多く名を連ねている．もう一方の主戦場である機内食においても大幅な受注増となっている．

　さらに，大手外食産業企業への高級路線製品の開発と提供がスタートし，各大手百貨店やテレビ通販からの引き合いが増加し，受注が伸びている．

　また，社会貢献活動として千葉県がんセンターに本部を置くNPO法人"医療・福祉ネットワーク千葉"と手を組んで"ケアフード"（ケアフードとは，咀嚼を苦手としている方のための特別な食事）の開発を開始し，2013年度から販売の計画を立てている．

（株式会社シェ・ケン　山口　賢）

5.3 SQF 取り組み事例(1)——JA 全農ミートフーズ株式会社

5.3.1 企業概要

2006年6月1日,全国農業協同組合連合会(以下全農)の食肉販売事業の移管を受けるとともに,同年9月1日,全農ミート(株)と合併し,JA 全農ミートフーズ株式会社となり,牛・豚肉の食肉販売会社として事業を開始した,全農の100%子会社である.

東西の営業本部(東京,兵庫),九州支社(福岡)および3支店(神奈川,埼玉,愛知),12営業所をもつ.製造拠点は,神奈川,茨城に加熱食肉製品工場,牛部分肉加工施設4箇所,豚部分肉加工施設2箇所,包装肉加工施設8箇所をもつ.

5.3.2 企業理念と食品安全方針

"JA グループの一員として食肉販売を通じて消費者と国内畜産農家の懸け橋になり,畜産農家の経営の維持・発展に貢献します" "消費者に,'安全・安心' で '価値ある豊かな食' を提供します" という2つを基本理念として,国産食肉にこだわり,消費者および生産者から震災される総合食肉食品企業を目指している.

また,安全・安心でおいしい国産食肉を提供するために,"国内畜産農家・産地食肉センターとの連携" "SQF システムの導入" "品質に関する法令・基準の遵守" "お客様の声の反映" を品質方針としている(図5.15,図5.16).

○ JA グループの一員として食肉販売を通じて消費者と国内畜産農家の懸け橋になり,畜産農家の経営の維持・発展に貢献します.
○ 消費者に,『安全・安心』で『価値ある豊かな食』を提供します.

図 5.15　経営理念

○ 国内畜産農家・産地食肉センターと連携し，安全・安心でおいしい国産食肉をお届けします．
○ 国際規格であるSQF (Safe Quality Food) システムにより，安全で高品質な商品づくりに絶えず取り組んでいきます．
○ 品質に関連する法令および品質基準を遵守します．
○ お客様の声を商品の安全性および品質の向上に反映させます．

図5.16 品質方針

5.3.3 SQF導入目的

(1) 目的

SQF導入の目的は，高まる食品安全に関する要求に耐えうる自前のシステムを構築するのには非常に時間と労力がかかり，また，陳腐化に対応することが非常に困難であること，販売先からの要請に対応することであった．

(2) 経緯

1996年に発生したO-157食中毒事件，と畜場法の改正に伴い，食肉の安全性に対する要求の高まりをみせた．

加熱食肉製品を製造している神奈川工場は，2000年6月に総合衛生管理製造過程の承認を受けており，包装肉加工においてもHACCPの導入の必要性を感じていた．

しかし，包装肉加工においては自主管理としての衛生点検や検査による品質管理に頼らざるを得ない状況であった．さらに，総合衛生管理製造過程は"生の食肉"を承認対象としていなかったこともあり，たとえHACCPを導入しても，自己管理のレベルでは，PDCAサイクルが順当に回ることは期待できなかった．

そのような状況のなかで，販売先からSQF 2000認証取得の勧めがあった．"SQF 2000とは何？"から始まり，情報を収集．認証機関であるSGSジャパン（株）から概要の説明を受け，認証取得には，SQFI公認のトレーニング

5.3 SQF 取り組み事例(1)——JA 全農ミートフーズ株式会社

コースの受講が必要とのことであったため，2003 年 8 月に品質管理にかかわる社員 13 名が受講した．その後，トレーニングコースには毎年 10 名程度が受講している．

SQF 2000 の認証範囲はすべての食品が対象であること，品質についても工程上で管理する手法であることが，まさに，包装肉工場の認証制度にベストフィット．自己管理手法をあれこれ悩むより，この認証システムに乗ったほうが近道と判断した．まさに，"へたな考え，休むに似たり" であり，多くの専門家がつくりあげている SQF 2000 システムは "三人寄れば文殊の知恵" であった．

(3) 認証取得状況

手始めに，九州支社鳥栖パックセンターで認証取得の取り組みを開始し，2004 年 1 月に認証取得した．その後，各地の包装肉施設を中心に認証取得を進めた．神奈川工場は総合衛生管理製造過程の承認を返上し，新たに SQF の認証を取得した．

初期の段階では，外部コンサルタントを導入していたが，各担当の品質保証室のレベル向上に伴い，現在ではすべて内部でシステムを構築できるようになった．現在の認証取得は加工場やパックセンターなど 9 施設に及んでおり、さらに、2 施設で認証取得に向けて取り組んでいる．

内部監査の実施及び外部認証機関による更新審査を受けることにより，品質管理レベルを維持・向上することができたことは，まさに外部認証取得の賜物である．

5.3.4 FD 対策に関する要求事項の解釈と導入前評価

フードディフェンスの取り組みは，中国産冷凍ギョーザにメタミドフォスが混入され，多くの中毒者を発生させた，まさに "フードテロ" を受けて 2008 年 11 月，販売先から，フードディフェンスのチェックリストによる自己点検の要請にもとづき自社の確認を行ったことから始まる．

(1) フードテロとフードディフェンスの解釈

フードテロやフードディフェンスという用語は，おぼろげながら意味はわかるものの，具体的なイメージがわからない状況であった．

フードディフェンスのセミナーを聞き，HACCPの手順の応用で取り組めることを理解した．また，そのなかで紹介されていたWHOの"Terrorist Threats to food"（フードテロ）に記載されていた"Specific Measures for Consideration by the Food Industry"（食品業界が考慮すべき特定の処置：以下"WHO指針"）の内容を確認し，当社の施設として取り組むべき項目を選択し，チェックすることとした．

また，SQF 2000が第6版に改定されたことで，フードディフェンスが要求事項となり，認証取得部署は，取り組み内容を外部からも審査されることとなった．また，SQF 2000の要求事項（図5.17）は，自社での取り組み内容で十分網羅できると判断した．

```
○ 責任者の任命
○ 施設への出入りの制限
○ 脆弱性の確認と対策
○ 原材料，包材，加工機器，薬剤の保管管理
○ 製品の安全性の確認方法
○ 従業員，委託業者，訪問者の出入り管理記録
```

図 5.17 SQF 2000 のフードディフェンスに関する要求事項

5.3.5 FD 対策の行動計画と検討道程

(1) 加工施設の点検

"WHO指針"のなかから，当社の加工施設のなかで，とくに必要な項目を選択し，1か月間（2008.12.25 ～ 2009.1.15）をかけて点検を実施した．点検対象は，特に直接一般消費者に商品を販売する，包装肉工場，ハム・ソーセージ工場とした．

選択した項目は下記のとおりである．これらの項目のチェック表を作成し，点数化した．採点は，実施済み2点，実施しているが改善が必要なもの1点，

5.3 SQF 取り組み事例(1)——JA 全農ミートフーズ株式会社

実施していないもの 0 点とし，100 点満点に換算した．

(a) フードディフェンスの責任体制
　　以下の項目の管理を行う管理者・責任者・担当者は明確になっているか
(b) 敷地内への出入りに関する管理
　　① 出入りできる入り口の限定をしているか
　　② 出入口の開放時間を限定しているか
　　③ 従業員その他関係者の車両以外の進入を制限しているか
(c) 施設内への入退室管理
　　① 従業員（入室許可者）の登録管理を行っているか
　　② 従業員の加工施設入室時のチェックを行っているか
　　③ 訪問者，委託作業員，外部作業員の所属，氏名を確認しているか
(d) 作業着・私物のもちこみ管理
　　① もちこめる私物を限定しているか
　　② 作業着は会社が貸与したものを使用しているか
　　③ 作業着の洗濯・保守は会社で管理しているか
　　④ 休憩室・食堂の備品，もちこみ品を管理しているか
　　⑤ 私物・私服は専用のロッカーで保管しているか
(e) 以下の施設の出入り口の施錠管理・機器類へのアクセス制限をしているか
　　① 加工施設（原料処理，調合，調理，包装等）
　　② 原料保管庫
　　③ 副原料保管庫
　　④ 製品に封入するためのガスボンベ置き場
　　⑤ 包装資材保管庫
　　⑥ 製品保管庫
　　⑦ 荷さばき室
　　⑧ 洗剤・消毒剤保管庫

⑨　劇物・毒物保管庫
⑩　貯水槽・井戸水処理施設
⑪　ボイラー室
⑫　商品仕様書等の保管場所
⑬　データー管理機器類
⑭　窓，換気口，整備口など，通常の出入りには使用しない箇所は侵入を防止できる構造か

(f) 監視カメラの設置
①　敷地内，施設内において，防犯上必要な場所に監視カメラを設置しているか

(2) 重点強化対策

　点検の結果，浮き彫りになった当社加工施設の脆弱性について，コンプライアンス委員会における協議により，重点的に強化すべき事項を，施錠管理，出入りの管理，作業着の管理，車両の管理，もちこみ品の管理，監視カメラの設置とし，2008年度内に改善することを決定した．2008年1月の点検では全社平均で64点であったが，対策を講じたことで3月には87点となった．

(a) 施錠管理の徹底
　　工場内で使用する薬品類や，製品や製品に直接接触する包装資材など，食品の安全性に危害を加えることができるものへのアクセスを制限するために，下記の対策を講じる．
①　薬品保管庫（劇物・毒物に該当するもの，洗浄剤・消毒剤）は管理者を定め，もちだし時以外は施錠管理する．
②　製品，原材料，包装資材の保管庫は管理者を定め，工場稼動時間以外は施錠管理する．
③　薬品・洗浄剤・消毒剤は，在庫，使用量について記録・管理する．

(b) 敷地内への出入りの管理

5.3 SQF 取り組み事例(1)——JA 全農ミートフーズ株式会社

敷地内への不審者の侵入の防止のための措置として以下の対策を講じる．ただし，この対策で不審者を完全に排除することはできないが，一定の牽制機能は期待できる．

関係車両の許可証をダッシュボード等に掲示しておくことは，管理された車両と不審車両を用意に識別ができることから，牽制効果が高い．

① 不要な出入り口，管理できない出入り口は閉鎖する．

② 常時開放状態の出入り口，管理が困難な出入り口，侵入可能な柵は，進入制限のプレートの設置，センサーライト，監視カメラ等を設置し，不審者の侵入防止を図る．

③ 関係車両への許可証の配布・車両内（ダッシュボード）の掲示，進入方法の掲示，駐車場所の明記等により不審車両の侵入防止を図る．

(c) 施設内への出入りの管理

加工施設内への出入りは，食品工場であれば入室の手順や指定の作業着の着用がなされることから，通常の入退室管理で対応可能である．

ただし，出荷口や荷さばき室などは外部からの侵入の可能性が高くなることから，監視カメラの設置が必要と判断した．

① サニタリールームからの入退室は，衛生管理上の手順（指定の作業着の着用，入室時のチェック表への記帳等）を徹底することにより，不審者の侵入防止を図る．

② 入室管理が困難な製品保管庫，荷さばき室は，監視カメラを設置し不審者の侵入，盗難，故意による異物・薬物の混入などの防止を図る．

(d) 作業着の管理

経費削減の観点から作業着の洗浄を個人に任せることがあったが，家庭用の洗濯石鹸は香りが強いものが多く，また，洗濯機内部の清浄性も管理状況も不明であり，衛生的にも問題であった．

さらに，フードディフェンスの観点からも，リスクが高いと判断し，指定の作業着の洗濯は，各 PC で一括管埋をし，個人のもち帰りによる洗濯は行なわないこととした．

(e) 私物のもちこみ・保管のルール化

　工場内への私物のもちこみ管理は一般衛生管理の範囲であるが，フードディフェンスの観点からも見直しを行った．そのなかで，とくにタバコの管理を見直すこととした．

① 私物用ロッカーと作業着の保管場所を分ける．作業着は作業着掛けに保管する．
② 私物は私物用ロッカーで施錠保管する．鍵は事務所で一元管理または，当事者により管理する．
③ 加工施設内へは私物（ロッカーの鍵，貴重品以外）をもちこまない（アクセサリーはご法度）．
④ 作業者が使用する食堂，休憩室については，加工場に準じる管理とする．
　　・鉛筆，クリップ，カッター，画鋲等の工場もちこみ禁止品は同様にもちこみを禁止する．
　　・使用する洗剤，消毒剤は加工場と同じものに限定する．
　　・タバコ，マッチ，ライターは，喫煙ルームにタバコ置き場を設置し，保管する．

　なお，加工場内で使用する書類を綴じる場合は，紙ホッチキス（エスカルゴ）を使用する．

5.3.6　SQF審査時での指摘

　前述の重点強化対策を行っていたため，SQF審査時にフードディフェンスに関する重大な指摘はなかったが，茨城工場の審査時に，井戸水の取水用バルブの施錠管理等を検討するようを指摘された．構造上，施錠が困難であったため，使用時以外はハンドルを外しておくこととした（図5.18）．

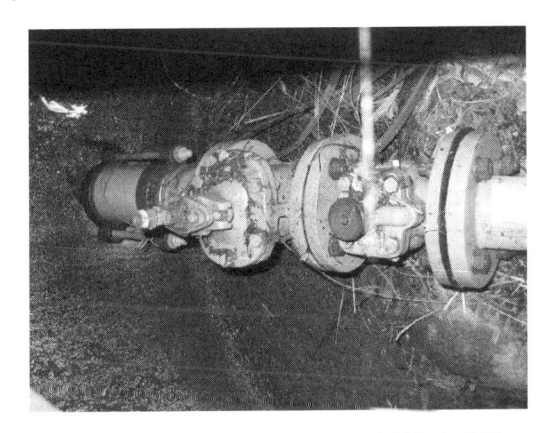

図 5.18 取水バルブのハンドルを外した状態

5.3.7 現在実行中の FD 対策の管理方法.
(1) 施錠管理の徹底

ガス置換用のガスボンベは，直接製品に封入されるため，外部からのアクセスを制限する必要がある．ボンベの交換作業もあることから，簡易的な施錠とした（図 5.19）．

また，受水タンクは，外部からの薬剤投入などのリスクを未然に防止する必要がある（図 5.20，図 5.21）．

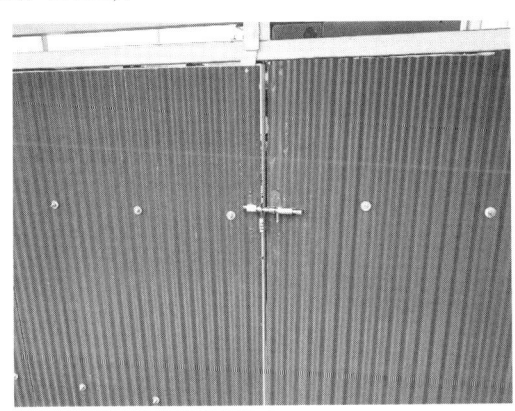

図 5.19 ガス置換用ボンベ置き場の扉の施錠

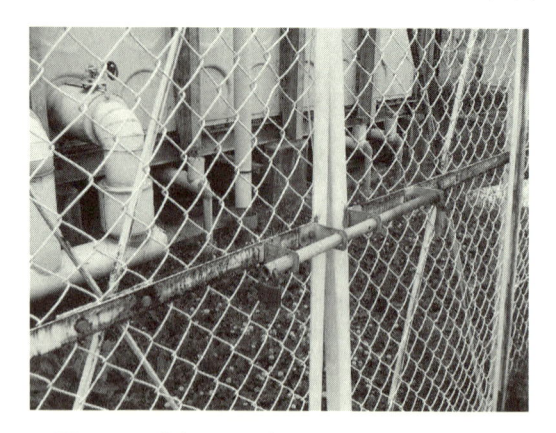

図 5.20 受水タンクをフェンスで囲み，施錠

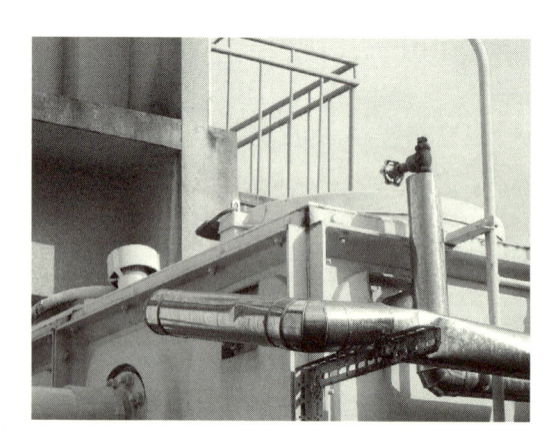

図 5.21 受水タンクの蓋を施錠

(2) 敷地内への出入りの管理

　管理が困難な出入り口は，センサーライトや監視カメラを設置した．入り口には，監視カメラ設置の貼紙をする（図 5.22）．

　電源の関係で監視カメラが設置できない場合は，ダミーの設置や貼紙による牽制も効果的である．

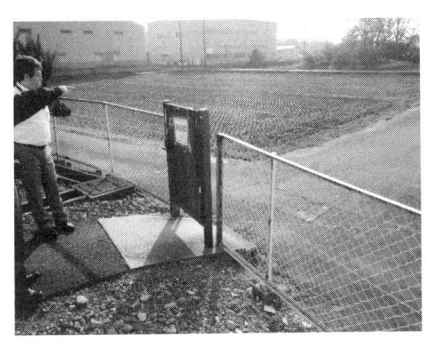

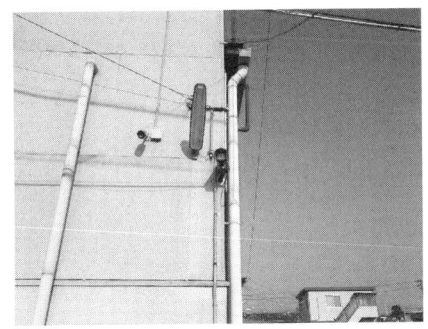

5.3 SQF 取り組み事例(1)——JA 全農ミートフーズ株式会社

図 5.22 管埋が困難な出入り口に設置したセンサーライトと監視カメラ

不審車両の進入防止には，部外者立ち入り禁止のたて看板や駐車スペースに番号をつけるなどの方法がある．

図 5.23 は従業員用の車両のダッシュボードに配布した許可証を掲示した事例である．このことにより，駐車スペースが管理されていることを知らせることができる．

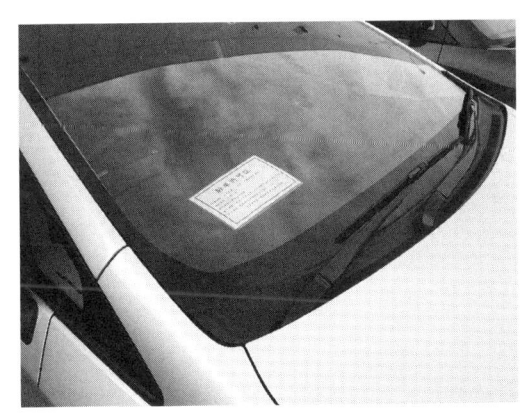

図 5.23 ダッシュボードに掲示した許可証

(3) 施設内への出入りの管理

加工施設内への出入りは，指定の作業着の着用や入室時のチェック表への記

入などで管理している.また,セキュリティーロックの設置も一部実施した(図5.24,図5.25).

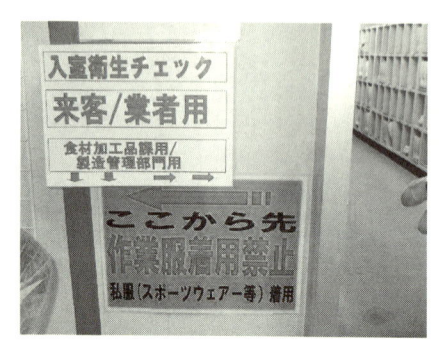

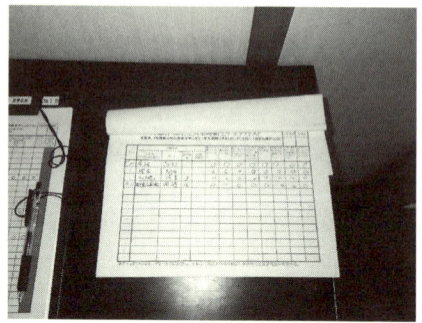

図 5.24 入室の制限表示と入室チェック表

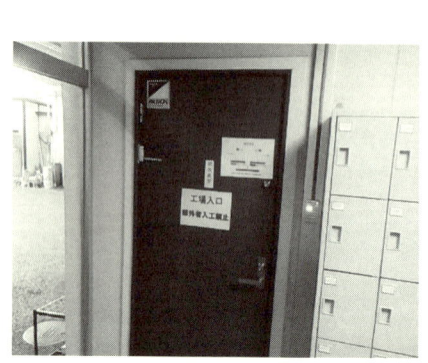

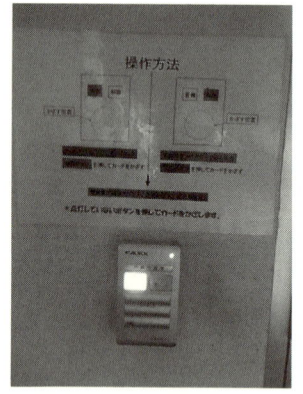

図 5.25 加工施設入り口に設置したセキュリティーロック

また,プラットフォームなどのように外部からの侵入が多い場所には,監視カメラを設置している.ただし,監視カメラで記録された映像を日々見直すことは不可能であり,あくまでも牽制機能として位置づけている(図5.26).

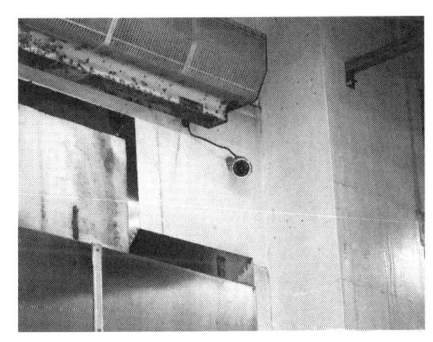

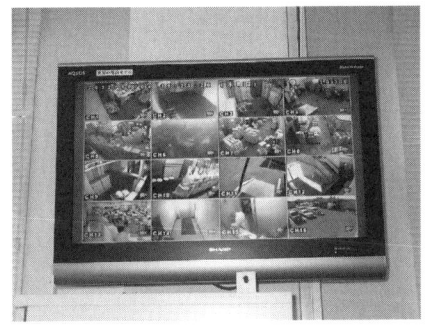

5.3 SQF 取り組み事例(1)――JA 全農ミートフーズ株式会社

図 5.26　プラットフォームに設置した監視カメラと事務所のモニター

(4) 作業着の管理

作業着は指定のものの着用を義務づけ，レンタルまたは専門業者による洗濯管理を行っている．また，予想外の異物のもちこみを防ぐ観点からも，作業着と私服を混在させないことも重要である（図 5.27，図 5.28）．

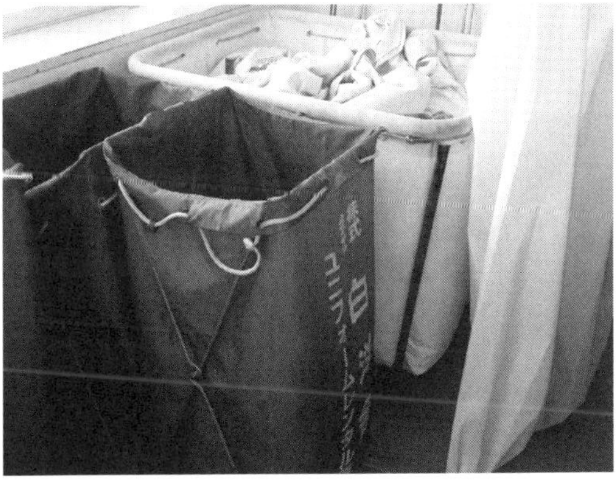

図 5.27　レンタルの作業着は専門業者によりクリーニングされる

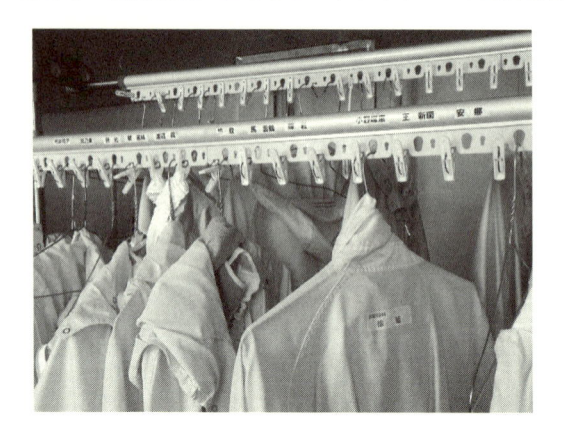

図 5.28　作業着は私服と交差しないように管理

(5) 私物のもちこみ・保管のルール化

　工場内への私物のもちこみ管理は一般衛生管理の取り決めとして指導しており，さらに，加工室入り口等に注意喚起を掲示している（図5.29）．
　また，食品に混入した場合の危害が大きいタバコは，図5.30のように，喫煙室に置き場所をつくり，保管する方法とした．

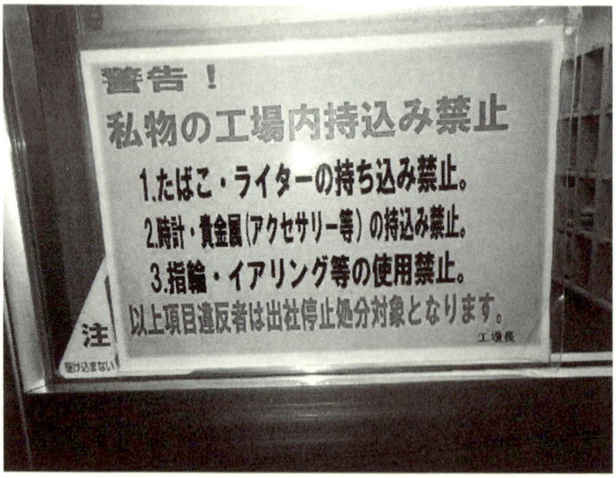

図 5.29　私物もちこみ禁止の貼紙

5.3 SQF取り組み事例(1)——JA全農ミートフーズ株式会社

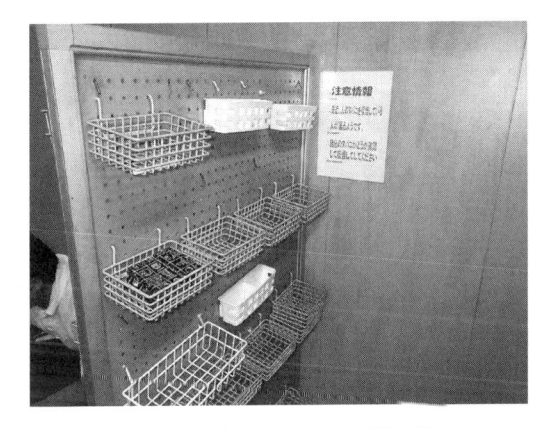

図 5.30　喫煙室のタバコ置き場

5.3.8　検証活動と継続的改善

フードディフェンスに関する検証活動を単独では実施していない．SQFの内部監査時の現場点検において管理状況を確認している．

とくに，施錠管理されているべき場所や，使用済みの薬剤の容器の管理状況，薬剤の受払い管理状況など，人により管理状況が低下しやすい箇所を注意して点検を行っている．

管理が不十分であれば，改善指示を行う．

5.3.9　SQF認証取得を検討する際の留意点

食品を製造するにあたり，食品安全の管理は必須事項である．SQFなど外部認証を取得することは，コストや時間，労力のかかることであり，そのために二の足を踏む企業も多い．

しかし，自己管理レベルでは，食品安全に重要な事項が漏れたり，管理状況の低下の認識が正確にできない場合が多い．

SQFなどのシステムは，有能な専門家たちがさまざまの業種や食品安全に関する新たなリスクを考慮し組み立てている．一企業，とくに中小企業であればなおさらこのようなシステムを自己管理で組み立てることは非常に困難であ

る.

　一見，外部認証を取得することはコストがかかるように感じるが，実際は，システムの構築のコストを考慮すれば安上がりと考えるべきである.

　また，内部監査に加え，外部監査を受けることにより，管理レベルの継続的な向上を図ることができる.

　一方，国際的な基準に合致した認証取得やフードディフェンス，アレルゲン管理などの販売先の要求の高まりにも対応できるようになる.

　当社も SQF の認証取得を進めるなかで，クレームの減少，リスク発生時の対応の迅速化，文書や記録管理の正確性など明らかに管理者・従業員のレベルが向上していると実感している.

（JA 全農ミートフーズ株式会社　菊池孝治）

5.4 SQF 取り組み事例(2)——スターゼン株式会社

5.4.1 会社概要

昭和 23 年 6 月：全国畜産協同組合を母体に全国畜産（株）を設立．

平成元年 4 月：食肉安全検査所（現・（株）東京食肉安産検査センター）を設置し，商品の安全・衛生面の管理体制を強化した．

平成 10 年 5 月：各地の食肉加工工場を統合し，（株）スターゼンミートグループ（現・スターゼンミートプロセッサー（株））を設立．

平成 11 年 4 月：社名を"スターゼン株式会社"に変更し，現在に至る．

平成 14 年 3 月：千葉工場，品質マネジメントシステム国際規格 ISO 9001（2000 年版）を取得．

平成 16 年 11 月：いわき営業所にて流通業では国内初となる SQF の認証を取得．

平成 25 年 4 月：キング食品（株）が SQF の認証を取得し，スターゼングループ内の SQF 認証取得はここまでで 52 箇所となる．

事業内容：食肉の加工・販売，食肉製品・食品の製造・販売等．

販 売 先：スーパーマーケット，食肉専門店，百貨店，ファミリーレストラン，ファーストフードチェーン，コンビニエンスストア，生協，食品加工メーカー，食肉卸売業，その他．

仕 入 先：自社グループ会社（生産加工工場等），経済連・農協，全国各食肉卸売市場，海外パッカー，その他．

5.4.2 企業理念

1. 得意先第一主義
2. 環境の整備
3. 一体感

経営ビジョン

"食を通して人を幸せにする生活関連企業"を目指します.

スターゼングループの取り組み

1. 安全と高品質を確保する体制を強化し,お客様に信頼される商品供給のためグループを挙げて"食の安全"に関する様々な活動に取り組んでいます.当社が何よりも重視しているのが安全,安心な商品づくりです.
2. "得意先第一主義"を貫く当社にとって,お客様に安心してもらえる安全な食品を供給することは重要な使命となります.
3. そのため,各事業所に食品衛生責任者,品質管理責任者を配置するなど,グループを挙げて原材料の選定から商品をお客様にお届けする段階まで,あらゆる工程にわたる"安全・衛生管理体制"の充実に取り組んでいます.
4. 当社では,お客様に安心してお召し上がりいただける商品をお届けするため,グループ内すべての施設においてSQFの認証取得を目指しており,現在52箇所の事業所(52事業所中工場13箇所)が取得しております.

5.4.3 SQF導入目的

2002年2月の"佐賀アウトパックセンター事件"をきっかけに二度と同じ過ちを起さないための改善方法のひとつとしてSQF導入を決定した.

5.4.4 FD 対策に関する要求事項の解釈と導入前評判

当社が SQF 導入開始時の要求事項である SQF 規格第 4・5 版には FD の要求事項がなかった．FD の要求事項が追加された SQF 規格第 6 版に対応するためにはいったい何をすればよいのか皆目見当がつかなかった．

5.4.5 FD 対策の行動計画と検討道程

当時はコンサルタントの方にいろいろ聞いて自分たちでできることをやればよいということで，敷地の入口に"関係者以外の立ち入りを禁止する"の標識を掲示し，工場においては工場の出入口，周辺に監視カメラの設置，営業所においては出入口，荷さばき室へ監視カメラの設置などを行った．さらに，外部に通じる扉に"監視カメラ作動中"等と表示した．また，外部からの訪問者に対して社名，氏名，目的，入・退室時間等を記録することにした．記録することについてはグループ工場からの輸送業者，外部仕入の納入業者，得意先等すべての業者に対して記入していただくよう要請し，記入漏れ等があった場合は，業者に連絡し記入の徹底を図った（図 5.31～図 5.38 参照）．

そのようななかで FD を"食品安全"として SQF のプログラムに記載した．実施した事項は，下記のとおりである．

SQF 食品保全プログラム
 ① 適用範囲，目的
 ② 食品保全に関する責任者
 ③ 施設への入退室管理規定
  • 荷さばき室，冷蔵・冷凍庫
  • 加工室（食品保全注意工程 1）
 ④ 侵入者防止及び異物・薬剤等の混入防止
  • 侵入者防止
  • 荷さばき室の監視
 ⑤ 商品，包装資材，設備機器の安全な保管
 ⑥ 薬剤等の管理

⑦ 配送中の食品危害等の防止（食品保全注意工程2）

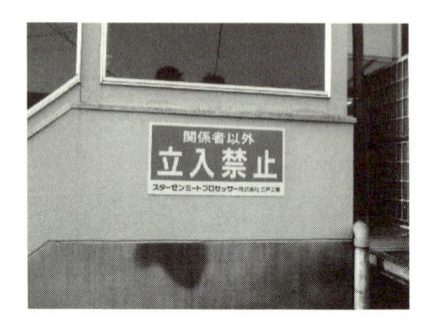

図 5.31　部外者立入禁止の掲示物

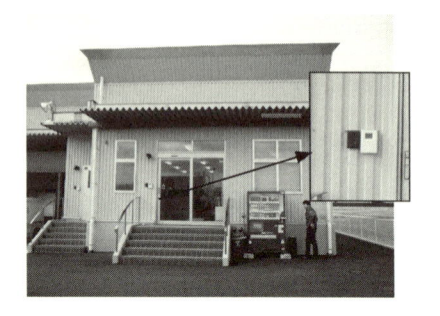

図 5.32　個人識別認証システムの導入

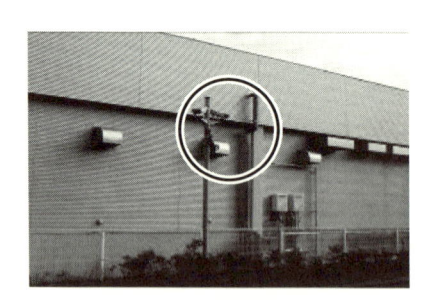

図 5.33　外周監視カメラ

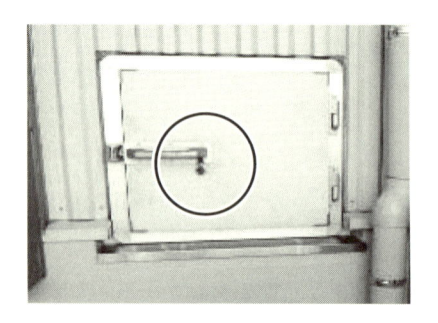

図 5.34　商品入・出荷用の小扉に施錠

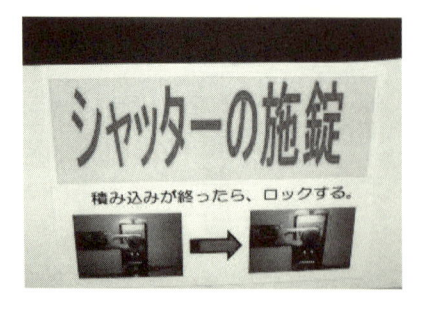

図 5.35　シャッターの施錠を指示する掲示物

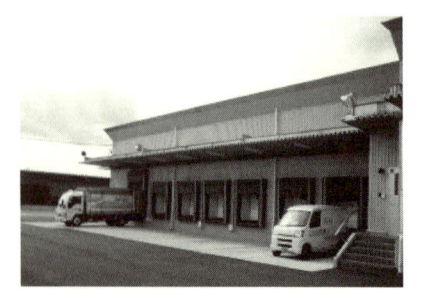

図 5.36　ドッグシェルター

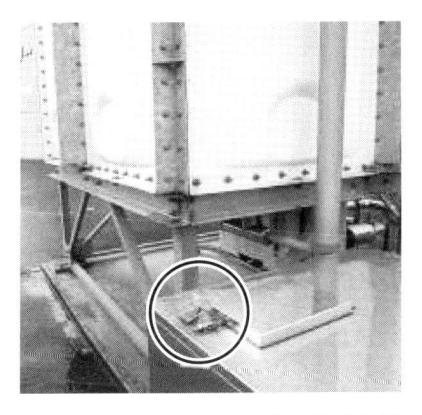

5.4 SQF 取り組み事例(2)──スターゼン株式会社

図 5.37 井戸水への次亜塩素酸投入機械へも施錠

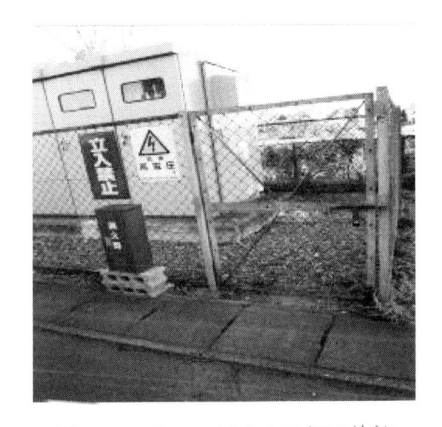

図 5.38 キュービクルの柵に施錠

5.4.6 FD 対策に関連した SQF 審査時の指摘とその改善
SQF 審査時に FD 対策で指摘されたことはない．

5.4.7 現在実行中の FD 対策の管理方法
スターゼングループ全社で社員証の ID カードによる個人識別認証システムを導入し，施設内には関係者以外立ち入ることができないシステムを導入して

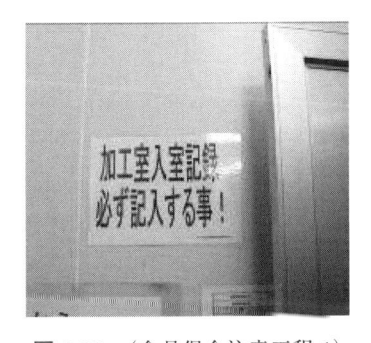

図 5.39 （食品保全注意工程 1）の加工室への入・退室管理

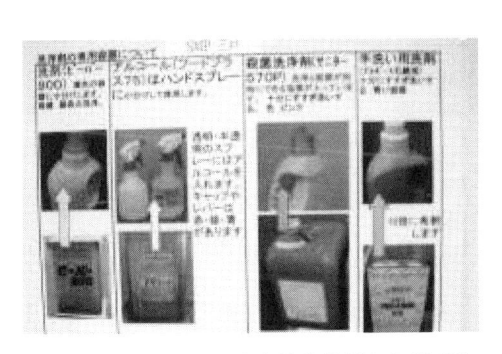

図 5.40 薬品容器の内容物を説明した掲示物

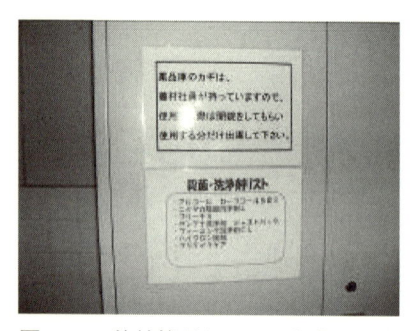

図 5.41　施錠管理している殺菌・洗浄剤保管庫とリスト

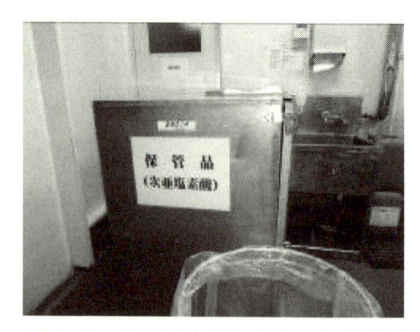

図 5.42　高濃度次亜塩素酸を施錠管理

いる．また，製造・加工工場の製造・加工室内ではできるだけポケットのない作業着を採用し，不要物のもちこみを極力減らして異物混入防止とともに FD に取り組んでいる（図 5.39～図 5.42）．

5.4.8　検証活動と継続的改善

入・退室管理記録は，同時に事業継続のための記録としても検証し，いつ，どこのだれが入室したかを確認し，伝染性疾患等が発生した場合にただちに対処できるよう準備している（図 5.43, 図 5.44, 図 5.45）．

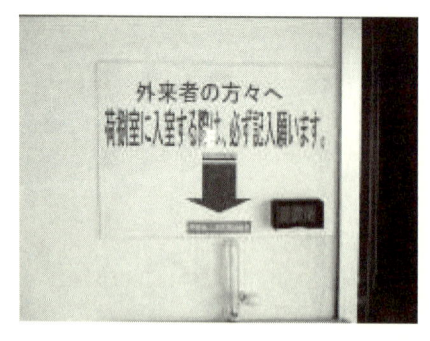

図 5.43　外来者に対して管理表への記入を要請

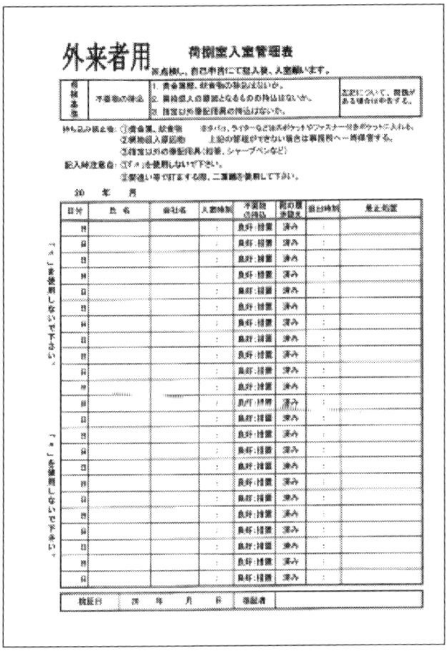

5.4 SQF取り組み事例(2)――スターゼン株式会社　　　　131

図 5.44　外来者用　入室管理表 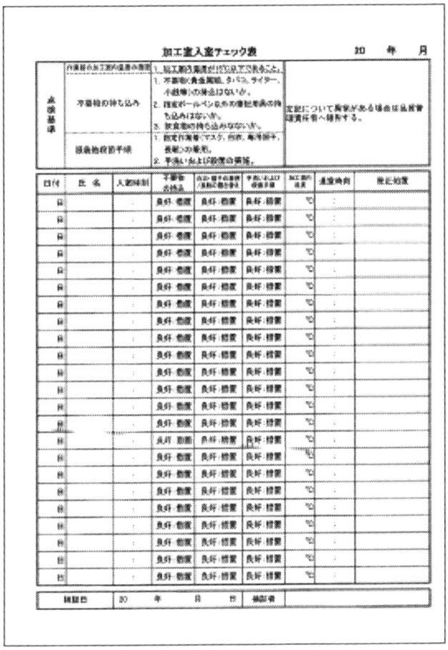　　　　　図 5.45　衛生管理面の加工室入室
　　　　　　　　　　　　　　　　　　　　　　　　　　　チェック表

5.4.9　SQF 認証取得を検討する際の留意点

　SQF をはじめ外部認証を受けようとされている企業の皆様に対して申し上げたいのは，これまで自分達だけでこれでよいと思ってやってきたことが，実はまだまだ不十分であることを認識できること．例えば，今まで普通に使用していた工程中の用語を用いてコンサルタントに説明したときに説明しきれず自分でも十分理解できていなかったことに気づかされることが多々あった．そのため，文書を作成する際には，用語を定義づけし，統一することが重要と考える．
　FD 対策は，さまざまな食品を加工・製造されている企業の皆様がお気づきのことと思うが，外部から進入し毒物等を混入することは少なく，工場等で働く従業員の不満が高まって毒物等を意図的に混入されることだと思われる．したがって従業員の方々に不満をもたれない環境づくりが一番大切だと考える．

（スターゼン株式会社　石富　明）

5.5 自社規格での取り組み事例(1)
——サントリーホールディングス株式会社

5.5.1 会社概要

1899年の創業以来，サントリーはウイスキーやビール，ワインなどの酒類，ウーロン茶や缶コーヒーをはじめとした清涼飲料など，お客様の日々の生活を心豊かに彩る商品をお届けすることを使命としている．

"やってみなはれ"を合い言葉に，常に価値のフロンティアへの挑戦を繰り返し，今日では総合酒類食品企業として成長を続けている．現在はさらにその領域をひろげ，健康食品・外食・花など，多彩な事業を展開する企業グループとなった．21世紀，国境を越えて世界がひとつに結ばれるグローバルな時代にあって，サントリーグループも，真のグローバル総合酒類食品企業として大きく飛躍するため，世界の市場で成長を実現する事業基盤をさらに強化している．

5.5.2 企業理念と品質方針

"人と自然と響きあう"

この言葉は"世界の人々，人々を取り巻くさまざまな自然環境と響きあいながら，人々のニーズにもとづいた生活文化の豊かな発展と，その存続基盤である地球環境の健全な維持をめざして企業活動に邁進し，真に豊かな社会の実現に貢献する"というサントリーグループの存在理由ならびに到達目標を表している．

サントリーグループはこの企業理念のもと，よき企業市民として最高の品質をめざした商品やサービスをお届けし，世界の生活文化の発展に貢献していく．

"水と生きる　SUNTORY"

サントリーはさらに2005年から，"人と自然と響きあう"という企業理念をより広く社会と共有するために，コーポレートメッセージ"水と生きる

5.5 自社規格での取り組み事例(1)――サントリーホールディングス株式会社

SUNTORY"を新たに掲げた．

"水"というものにやわらかさやしなやかさ，うるおい，自然，自在さ，フレッシュな活力を見いだし，そこにサントリーらしさを重ね合わせたものである．

"地球にとって有限で貴重な資源である水を守り"，又，"文化社会貢献活動を通じて社会と共生する社会にとっての水となる"ということに加え，"水のように柔軟でつねに新しいテーマに挑戦していこう"というサントリーグループの決意も表している．

原点は"自然との共生"

企業理念の根底に流れるのは"自然との共生"の精神である．

サントリー商品のほとんどが自然の恵みでなりたっており，自然に対する敬意の念は創業時からずっと社内に醸成されている．

サントリーの礎をつくったワインは草創期からずっと，よいぶどう栽培が前提であり，また，ウイスキー，ビール，清涼飲料は，大麦，ホップ，茶葉，果実をはじめとした農作物と，清らかな水を原料としてつくられている．

ウイスキー蒸溜所は京都郊外山崎峡と南アルプス甲斐駒ヶ岳の麓，いずれも名水の地に位置し，武蔵野，京都，利根川，熊本のビール4工場も豊富な地下天然水に恵まれた地に建っている．また，それらの工場の，敷地面積の約2分の1は緑地となるよう配慮している．

地球上のあらゆる生命が輝いていなければ，人も輝き続けることはできない．そう考えてサントリーは，人と自然とのしあわせな共生をめざしている．

"品質方針"

サントリーグループは創業以来"お客様第一"の姿勢で，商品，サービスの品質を追求し続けてきた．

2004年，品質に対する姿勢を明文化した"サントリーグループ品質方針"を制定．2012年1月には，グローバル化を進めるサントリーグループの品質

方針として，よりふさわしい表現に改定し，全社員が常に品質の確保・向上に取り組んでいる．

サントリーグループ品質方針（2004年制定，2012年1月改定）

「All for the Quality」

わたしたちは，安全で心に響く商品，サービスをお届けし，
お客様の夢と信頼に応え続けます．

1. サントリーグループの一人一人が，お客様の立場に立って，誠実に商品・サービスをお届けします．
2. お客様に正確で分かりやすい情報をお届けし，お客様の声に真摯に耳を傾け，商品，サービスに活かします．
3. 法令を遵守します．
4. 商品，サービスの安全性を徹底します．
5. 国際標準を活用し，よりよい品質の追求を続けます．

5.5.3 自社のFSMS

サントリーグループはISO 9001やHACCP，TPMなど国際的な品質保証の仕組みを導入している．2011年12月31日現在，ISO 9001取得23施設，ISO 22000取得9施設，HACCP取得8施設，TMP実施15施設でそれぞれ適切に維持・運用している．

5.5.4 フードディフェンス対策導入経緯

2007年末から2008年初頭にかけて，輸入された冷凍食品による健康被害が相次ぎ，人為的な混入が疑われたことから，日本でも"食品テロ"という言葉が報道等でもとりあげられるようになり，日本の食品業界において"フードディフェンス"の取り組みへの機運が高まってきた．

サントリーグループでは2009年より飲料工場および酒類工場を対象に，サ

5.5 自社規格での取り組み事例(1)――サントリーホールディングス株式会社

ントリーグループ全体の品質戦略課題としてフードディフェンス活動を行ってきたので，その概要を紹介する．

5.5.5 フードディフェンス対策の行動計画と検討道程
(1) フードディフェンス活動の基本的な考え方

　過去，2000年頃にサントリーグループの飲料工場および酒類工場において，製造場敷地内への不審者の侵入を防ぐという観点から，製造場敷地内の入退場門や外周へのセキュリティー強化や井戸等の重要設備へのセキュリティー強化をはかってきた．当時としてはそれなりの効果はあったと自己評価しているが，"意図的異物等の混入防止"という観点でみた場合，現状では十分とはいえない箇所があり，過去の取り組みをベースに，新たな視点を組み込むことで活動をしてきた．

　新たな視点とは，製造工程での意図的異物等の混入に対する脆弱箇所を把握したうえで，脆弱箇所についてはサントリーグループ独自の"フードディフェンス4原則"にもとづく対策をとっていく，ということである．ここでいうフードディフェンス4原則とは，"場内・重要エリアに不審者を入れない（入れない）" "不審者にテロをさせない（させない）" "問題ないことを後追いで証明できる（証明できる）" "異常があった時にリアルタイムで発見できる（発見できる）"というものである．

　脆弱箇所の把握にあたっては，まず米国において提案されているフードサプライチェーンの食品テロに対する脆弱性評価方法である"CARVER + Shock 分析法"を適用しようと試みたが，非常に高度かつ複雑な手法であり，多くの労力と工数が必要とされるため，奈良県立医科大学の今村知明教授が考案された"食品工場における人為的な食品汚染防止に関するチェックリスト"を参考に[1]，サントリーグループ独自の"脆弱性評価チェックリスト"を作成し，脆弱性評価の手法として活用した[2]．

　大きな活動の流れとして，脆弱箇所の把握を行ったうえで，当該箇所については前出の"入れない""させない""証明できる""発見できる"の4原則を

基本に具体的な改善案を立案していった．

(2) 活動推進組織

　本活動をスタートさせた2009年4月からサントリー（株）が純粋持株会社制に移行し8社に分社化された．サントリーグループ全体の品質戦略課題として本活動を進めるには，会社を跨いだ横断的なプロジェクトにする必要があると考え，サントリーホールディングス（株）品質戦略部が主管となりフードディフェンスプロジェクトを発足させた．取り組む事業分野としては，最新鋭の工場から古い工場まである飲料部門でまずは取り組むこととし，飲料で構築した知見を酒類部門に順次展開していくという手法をとった．具体的には飲料製造会社であるサントリープロダクツ（株）技術部とサントリーホールディングス品質戦略部とが事務局となり，サントリー食品工業（株）宇治川工場およびサントリープロダクツ木曽川工場をモデルとして活動をスタートさせた．飲料以外の酒類部門等への展開にあたっては，各部門の生産部を窓口とし，各部門の工場と連携して進めることにした．

(3) 活動の対象範囲の設定

　活動範囲を設定するため，まず，5W1H（Who, When, Where, What, Why, How）の視点で意図的異物等混入防止活動におけるリスクの想定と対象範囲の全体像の明確化を行った．

　結果，Who（不審者が），When（製造中に），Where（製造場の開口部で），What（中味に対して異物を），Why（いたずら目的に），How（直接混入する），を最大のリスクとしてとらえ，優先順位をつけたうえで活動を開始した（表5.1参照）．

(4) ディフェンスレベルの現状把握

　まず，サントリーグループの製造場におけるフードディフェンスの大まかな現状把握を行うため，サントリーグループのすべての飲料工場および酒類工場

5.5 自社規格での取り組み事例(1)——サントリーホールディングス株式会社

表 5.1 意図的異物等混入リスクの想定

	When 誰が	When いつ	Where どこで	What 何に	What 何を	Why 何故	How どうやって
製造場外	納入業者社員 設備メーカー社員 原材料メーカー社員 第三者		工場外	納入前原料 納入前包材 納入前工程使用材		政治混乱 社会不安 思想信条 雇用不安 労働強化 賃金低減 恨み いたずら	直接投入 空中散布
製造場内	**不審者** 見学者 納入業者社員 工事業者社員 設備メーカー社員 原材料メーカー社員 協力会社アルバイト 協力会社社員 契約社員 社員	工場休業日 一部工事のみ オーバーホール 製造日	敷地内 換気ダクト 倉庫 屋外タンク 屋外配管 般区域 準清潔区域 清潔区域 作業場 **開口部**	場外井戸 場内井戸 原料(水含む) 包材 **中味(調合液等)** 工程使用材 工場倉庫出庫前製品	異物 薬物 微生物 病原性菌	政治混乱 社会不安 思想信条 雇用不安 労働強化 賃金低減 恨み **いたずら**	**直接投入** 空中散布
製造場外	営業倉庫アルバイト 営業倉庫社員 運送業者社員			営業倉庫出荷前製品 出荷後移動中製品		政治混乱 社会不安 思想信条 雇用不安 労働強化 賃金低減 恨み いたずら	直接投入 空中散布
				得意先納入済み製品			

にアンケート形式で調査を行った.

　取り組みを開始した直後の 2009 年初頭の時点では，具体的な手法が確立していない段階での調査であったため，仮の設定として，中味に関与する重要エリア（製造工程における原料投入等の開口部）において，フードディフェンスレベルを 5 段階で設定し，レベル 1 を"施錠なし"，レベル 2 を"施錠あり"，レベル 3 を"エリアへの入退場の記録がある"，レベル 4 を"カメラは設置されているが映像記録はなし"，レベル 5 を"カメラが設置されていてかつ映像記録もあり"という項目として設定し，アンケート形式による調査を行った.

　結果，建設から年数が浅い比較的新しい工場では，総じてディフェンスレベルが高く，建設から年数を経ている古い工場ではディフェンスレベルが低いことがわかった．具体的には，1990 年代以降に建設された工場ではディフェン

表5.2 ディフェンスレベルの現状把握結果

ディフェンス強度	レベル1 施錠なし	レベル2 施錠あり	レベル3 入退場記録	レベル4 カメラ設置	レベル5 カメラ記録
A工場					井戸出口フィルター交換作業 原水集合タンク前フィルター交換作業
B工場				調合(洋酒・ベース) 粉乳溶解 抽出作業 濃縮作業 濾過作業	茶調合作業 茶抽出 コーヒー豆投入作業 液体計量作業 粉体計量作業 原料受入(乳・糖・純水) 溶解作業 香料溶解・計量・投入作業
C工場					原料受入 原料保管 原料計量作業 溶解・調合作業
D工場	端数計量・保管作業 果汁投入作業 調合済タンク	糖液保管			
E工場	原料保管(粉物原料) 計量作業 調合溶解・分析作業	屋外タンク(水・牛乳) 計量(粉)作業 原料保管			
F工場	粉体計量作業 果汁処理 抽出作業 缶製品調合作業	瓶製品調合作業			

スレベルが高く,ほとんどの工場がレベル5もしくは4であり,それ以前に建設された工場はほとんどがレベル1~2という結果であった(表5.2参照).

(5) ディフェンスレベルの設定

　現状把握の結果をもとに,今後の取り組むべき方向性について検討を行ったが,大きな方向性として,レベル1の"施錠なし"の箇所をなくすことには社内的に異論はなかったものの,"ディフェンスレベルの引き上げ=設備投資額増"の関係があるため,すべての工場のすべての開口部について,レベル5の"カメラが設置されていてかつ映像記録もあり"まで引きあげる必要性については,十分な議論が必要との認識になり,設備投資(カメラ設置等)だけで

5.5 自社規格での取り組み事例(1)――サントリーホールディングス株式会社　139

なく，設備投資によらない仕組みの再構築（施錠ルールづくり等）による方策も組み合わせたうえで，現状よりはディフェンスレベルを上げていく必要があるとの結論に達した．

　一般的な飲料の製造工程は，その他の加工食品の製造工程と比べると，液体が密封された配管中を通るため，比較的開口部が少ないと思われがちであるが，現状では原料の投入工程や調合工程，それに容器の密封前の充填工程等で開口部などが数多くの箇所がある．

　究極のフードディフェンスを"無人かつ開口部がいっさいない製造工程のこと"と考えるならば，有人かつ開口部のある製造工程には，何らかのアクセス制限やカメラ設置が必要であり，現状ではある程度の設備投資は避けられない．

　ある程度の設備投資により，フードディフェンス4原則のうち，"入れない""させない""証明できる"までは改善できたとしても，"(リアルタイムで)発見できる"というレベルにまで到達するためには，カメラ画像の常時監視等の対策が必要であり，さらに大幅な設備投資や作業負荷が増大することが考えられる．

　そこで，まずは，"サントリーグループ工場の中味に関与する重要エリア（中味に使用する井戸，原料投入工程，調合工程等の開口部がある箇所，充填工程における容器密封前）において，意図的異物混入がないことを（後追いで）証明できる"レベルを目標に活動を進めることとした．

(6) ディフェンスの基本的な考え方と改善の実施[2)]

　"サントリーグループの製造工程で意図的異物等の混入がないことを証明できるレベル"を目標に，具体的な方策の立案を行った．

　基本的な考え方として，①工場敷地内へのアクセス制限＋②製造場建物内へのアクセス制限＋③開口部箇所へのカメラの設置を行うことで，障壁を3つ設けることとし，特に③については中味に関する作業エリア（開口部がある箇所）のなかでも特に調合エリアおよび充填室に絞って活動を行った（図5.46）．

　①については，フェンスのない製造場（開放型工場）については，工場敷地

内のカメラ設置をアクセス制限とみなすことで侵入障壁のひとつと位置づけた．フェンス等のある工場については，正門受付での警備員による 24 時間監視や入場者氏名の記帳等によるアクセス制限を設けることとした．その他入退場門がある場合は，カメラを設置するか閉鎖することとした．

②については，まず入場の際に ID カード認証や指紋認証等によるアクセス制限を設けた．

③については，中味に関する重要エリア（調合エリアや充填室における開口部）に対しては，不審者が侵入していないかどうかを映像記録として残すため，エリア全体を眺望できるカメラを設置することにした．さらに開口部が常時開放状態になる箇所については，エリア眺望カメラに加えて，開口部を極小化

障壁①
工場敷地内へのアクセス制限
（正門受付での監視，入場者氏名の記帳など）

工場敷地

製造場建屋

調合エリアや充填室など

障壁②
製造場建物内へのアクセス制限
（ID カード，指紋認証など）

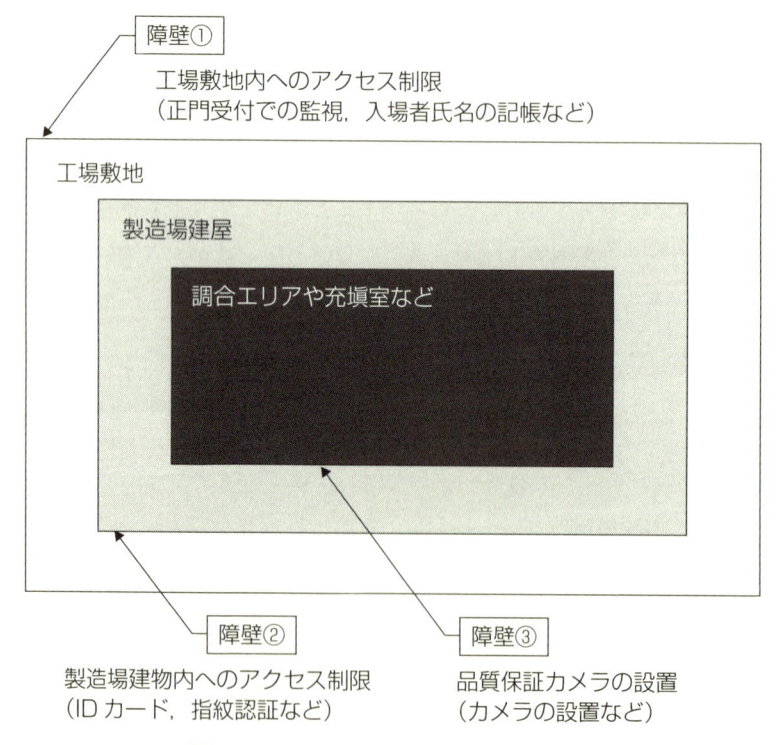

障壁③
品質保証カメラの設置
（カメラの設置など）

図 5.46　フードディフェンスのイメージ

5.5 自社規格での取り組み事例(1)──サントリーホールディングス株式会社

したうえで開口部分周辺の映像記録を残すためのカメラを設置することとした．また，充填工程においては，充填室全体を眺望するカメラに加えて，密封工程直前の容器口部がほんのわずかな瞬間だけ開放状態になる部分についても，開口部分周辺の映像記録を残すためのカメラを設置することとした．

なお，サントリーグループにおいては，従業員への意識づけの意味から，製造工程に設置するカメラを"監視カメラ"とは呼ばず，"品質保証カメラ"と呼ぶことにしている．

(7) 製造場におけるフードディフェンスの事例

サントリーグループでのディフェンスの事例を写真でいくつか紹介する（図

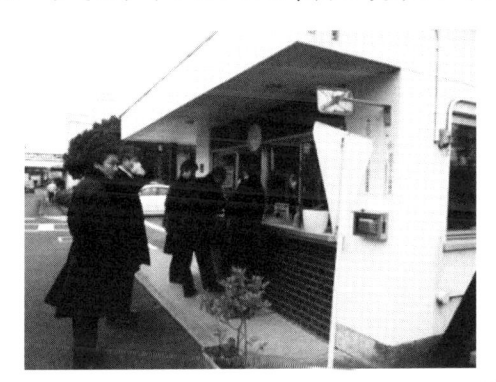

図 5.47 工場敷地内へのアクセス制限：警備員の配置と入退場時の記帳

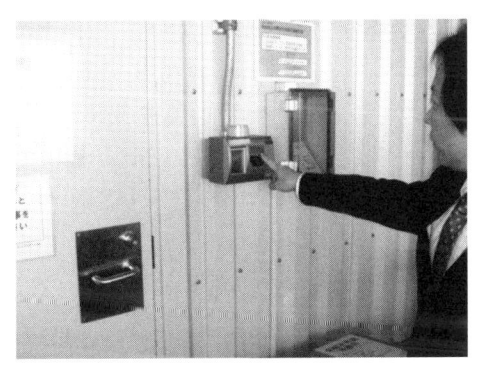

図 5.48 製造場建物内へのアクセス制限：指紋認証による入退室

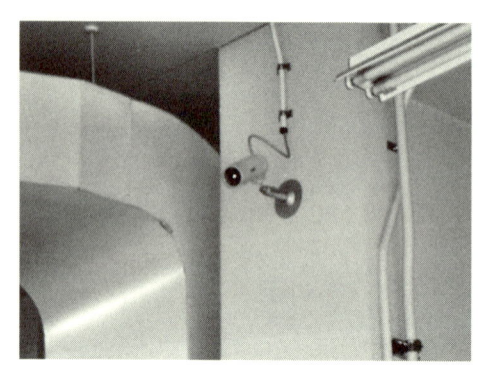

図 5.49 調合エリア内の"品質保証カメラ"

5.47,図 5.48,図 5.49).

(8) 改善効果の検証

　自社工場において，改善工事後一定期間の運用を経た後，設備改造や仕組み構築による改善効果の検証を行うための"検証試験"を実施した.
　本活動の目標が"不審者が侵入していないことが証明できる"に設定したことから，不審者が侵入した場合に，"品質保証カメラの映像がすぐ取りだせる""品質保証カメラで不審者がとらえられる""品質保証カメラで不審者の行動がトレースできる"ことを確認できるかどうかの検証を行った.
　検証試験に際しては，不審者役の社員が実際に工場敷地外から敷地内へ侵入し，敷地内（製造上建屋周り）を徘徊し，建屋出入口に設置されているアクセス制限（施錠等）を突破して製造場内に侵入したと仮定して，その姿が品質保証カメラによる実際の映像で捉えられているか否かの確認を行った.
　結果，上記3つの視点に関して問題ないことが確認でき，改善活動の効果の検証ができた.

5.5.6　フードディフェンス対策を検討する際の留意点

　フードディフェンスは活動の対象範囲およびディフェンスレベルをどこに設

定するかを決めることにつきる．今回"意図的異物混入がないことを証明できる"レベルを目標にしたが，今後は世の中の環境悪化に合わせてディフェンスレベルを引きあげることを検討している．

　日本におけるフードディフェンスの活動がまだ始まったばかりの段階からスタートし，方法論も定まっていないなかで，他の食品業界からの情報収集等を元に，言わばサントリーグループが我流で行った活動をご紹介した．

　専門家の皆さんからみれば稚拙な活動にみえるのを承知でご紹介させていただいたが，私どもの導入事例がフードディフェンス導入を検討している企業の皆様の参考となれば幸いである．

（サントリーホールディングス株式会社　森川惠介）

参考文献
1) 今村知明（2008）：食品テロにどう備えるか？，日本生活協同組合連合会出版部
2) 森川惠介（2010）：明日の食品産業，食品産業センター，5，pp.20-25

5.6 自社規格での取り組み事例(2)——テーブルマーク株式会社

5.6.1 会社概要

当社の前身は，冷凍食品大手の（株）加ト吉である．日本たばこ産業（株）（以下JT）は，2008年1月に株式公開買い付けにより加ト吉を子会社化し，2008年7月にJTの食品事業部門を加ト吉に移管，事業統合を行った．2010年1月に社名をテーブルマークに変更し，今日に至っている（表5.3参照）．

表5.3 社名の由来 〜テーブルマークに込めた想い〜

【Table＋Mark】	Table：食卓，食事，ごちそう，料理，テーブルを囲む人々 Mark：印，目印 この2つの言葉をハーベスト・オレンジ・カラーのテーブルクロスにレイアウトすることで，"笑顔あふれる食卓に商品を提供する"という想いを表現した．
【T＋able】	Traceability（トレーサビリティ：追跡可能性）／Taste（テイスト：味覚）／Trendy（トレンディ：流行の先端をゆく）を Able（エイブル：することができる）企業でありたいとの想いも込めている．

5.6.2 企業理念と食品安全方針

(1) 理念 "身近なのに，あたらしい"

"一番大切な人に食べてもらいたい"という想いのもと，独自の商品開発力や製造技術を活かし，常に新しく，安心してお召し上がりいただける商品づくりを目指している．

当社の食品事業領域は多岐にわたる．

冷凍麺・冷凍米飯・冷凍パンといったステープル（主食）を中核とした"冷凍食品"と，炊きたてご飯のおいしさが手軽に楽しめる，パックご飯を中心とした"常温食品"からなる"加工食品事業"を主軸に，長年にわたって培った酵母・醗酵技術を活かし，今までにない味覚を創造する"調味料事業"や，サンジェルマンを中心に焼きたてパンのおいしさをお届けする"ベーカリー事業"

5.6 自社規格での取り組み事例(2)——テーブルマーク株式会社　　　145

にも注力している.

いずれも，最高水準の安全管理のもと，商品開発・製造を進めるとともに，これまで積み重ねてきた知見と先進の技術で，食卓により一層のおいしさを提供していきたい．

(2) 食品安全への考え方

お客様に安心して召し上がっていただくため，"一番大切な人に食べてもらいたい"という想いのもとに，常に安全で高品質の商品を提供するという理念をもって，食の安全管理を推進している．

2008年1月に起こった冷凍餃子への農薬混入事件では，JTは，子会社のジェイティフーズ（株）の商品を喫食したお客様に健康危害が発生したことを真摯に受け止め，多角的な視点から体制の強化を図った（表 5.4 参照）．

JTの食品事業部門を継承した当社は，引き続き安全管理体制の整備を進めてきた．

表 5.4　JTの食の安全管理強化策（主なもの）

Ⅰ．リスク低減に向けた取り組み	①工場等管理の強化 ・冷凍食品全工場でのISO 22000の取得 ・監査の強化（監査項目・対象拡大，頻度増） ・フードディフェンスの強化 ②検査項目・体制の充実 ・冷凍食品の農薬検査 ・検査項目拡充
Ⅱ．お客様への対応の強化	①お客様からのお申し出に対する対応の強化 ・データベースの整備 ・受付時間の見直し ②積極的な情報開示 ・原料原産地，生産工場等の積極開示 ・工場見学
Ⅲ．組織・体制の強化	①社内体制 ・食の安全管理専担組織，危機管理体制整備 ・"中国品質管理センター"設立 ②外部専門家の知見活用

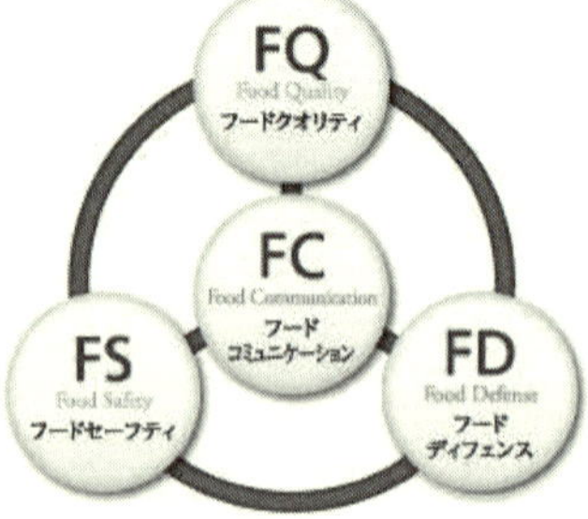

図 5.50　私たちの取り組み "4つの視点"

表 5.5　品質方針 "4つの視点"

食の安全（Food Safety）の取り組み	食品安全マネジメントシステムを活用し，お客様の危害を防止するため，リスクを極小化します．
食品防御（Food Defense）の取り組み	商品へのイタズラなど，外部からの意図的な攻撃を防ぎます．
食品品質（Food Quality）の取り組み	食品本来の品質である "おいしさ" を追求するとともに，不具合の発生防止に努めます．
フードコミュニケーション（Food Communication）の取り組み	お客様の要望に真摯に耳を傾けるとともに，私たちの活動の "見える化" を推進するため，積極的に情報を提供します．

2012年度からは，この管理体制を進化させ，新たな取り組みの枠組みとして，"4つの視点" から食の安全を推進しているところである（図5.50，表5.5参照）．

5.6.3　自社の FSMS

当社は，1990年代から ISO 9001 や HACCP などのマネジメントシステムの取得に積極的に取り組んできた．直営工場では，ISO 9001 を全事業所で取得したが，HACCP については対象業種の制約もあり，全事業所での取得には至らず，準用した運用にとどまっていた．

前述のとおり，2008年以降は，食の安全管理体制強化のため，品質や食品衛生管理を包括する国際標準規格 ISO 22000 を取得することとし，グループ内の全事業所で取得を開始した．特に冷凍食品については，グループ内のみな

5.6 自社規格での取り組み事例(2)──テーブルマーク株式会社

らず，テーブルマーク商品を製造する委託先にも取得を要請し，2010年3月には国内外のすべての事業所において，取得が完了した．なお，事業所単位の認証取得となったが，全社共有の基幹マニュアルである"品質保証規程"をベースにFSMSを構築しており，ガバナンスを担保したものとなっている．

5.6.4 FD対策導入経緯

冷凍餃子への農薬混入事件では，2年後に中国で犯人が逮捕されたものの，最終的に混入経路が特定されていない状況が続いている．しかし，混入した農薬の種類や濃度から"意図的な混入"の蓋然性が高いものであり，親会社のJTは，事件発覚直後から，FDについても検討を開始していた．

まず，緊急対応として，①入場者の管理強化（事前登録を行っていない者の入場禁止，不要物のもちこみ制限等），②薬剤の保管管理強化（薬剤保管庫の施錠，在庫管理等），③セキュリティ強化（監視カメラ増設，ひとり作業区の見直し，倉庫の施錠管理等）について，委託工場を含めた国内外の工場に徹底を図った．しかしながら，具体的な対応方法や到達水準については，各工場の判断に委ねざるを得ない状況であり，定着と実効性において，大きな期待をもつことには慎重にならざるを得なかった．

本格的なFDプログラムの導入の必要性を感じながらも，当時では国内でFDに関する導入事例が見あたらず，また，参考となる文献・書物もわずかであった．アメリカ食品医薬品局FDAの指針や，これをベースにとりまとめた厚生労働科学研究補助金"食品によるバイオテロの危険性に関する研究班"の作成した"食品工場における人為的な食品汚染防止に関するチェックリスト"に目を通したが，国情の違いや費用対効果の視点において，検討の余地があるものと思われた．

2008年の初夏にSGSジャパン（株）が主催した"FDセミナー"に参加する機会があり，同社がFDプログラム策定の支援機能を有することを知った．JTは，同社とのコンサルティング契約のもとに，2008年10月にプロジェクトを組成し，本格的なFDプログラム策定に着手した．

5.6.5 FD 対策の行動計画と検討道程

FD プログラム策定は，JT，SGS 社のほかに，JT 食品事業部門を継承した当社が加わり，約 20 名のプロジェクト体制で実行した．プロジェクトリーダーには，FD に精通した SGS United Kingdom Ltd のリスク管理の専門家が就任した．プロジェクトは半年間にも及んだが，その間，現場の責任者にも随時参画してもらい，将来的に現場に定着可能な成果物が得られるよう，慎重に議論を重ねた．プロジェクトにおけるステップごとの議論経過を図 5.51 に示す．

(1) 現状分析

USDA および FDA の推奨する FD 取り組みをベースに約 70 項目のチェックリストを作成し，取り引きのある主要な国内外の原材料サプライヤー，工場

事件直後（緊急対応）
施錠管理・監視カメラ等のセキュリティ強化，薬品管理の徹底，私物もちこみ制限等

ステージ 1（現状分析）
1-1（現状分析）
- USDA，FDA の推奨指標に準じたリスク基準にもとづく評価
  ・リスク指標（約 70 項目），重みづけ及びスコアの配点（0〜10）を設定
  ・サンプリングは，約 300 事業所（国内外の工場，倉庫）を対象に実施
  ・各事業所における回答の信頼性を確認

1-2（定性的及び定量的リスク分析）
- 経営上のリスク管理分析を実施
  ・"CARVER＋Shock"
  ・SGS の提供する"ORM"（Operational Risk Management）手法
- リスク管理セミナー

ステージ 2（戦略・戦術策定）
- 高・中・低リスクの工場，倉庫もしくは製品のなかから代表的なものを対象に，ケーススタディを通じてリスク管理方法を検討
- 特定されたリスク管理方法すべてにかかるコスト（資本コスト，運用コスト）を算出し，費用対効果を分析
  ・リスク低減効果の高い管理方法について優先順位の明確化
- リスク管理アクションプランの策定

ステージ 3（導入）
委託先を含む全事業所にリスク管理方法を展開
定着状況を監査等により確認

フードディフェンス・プロジェクト

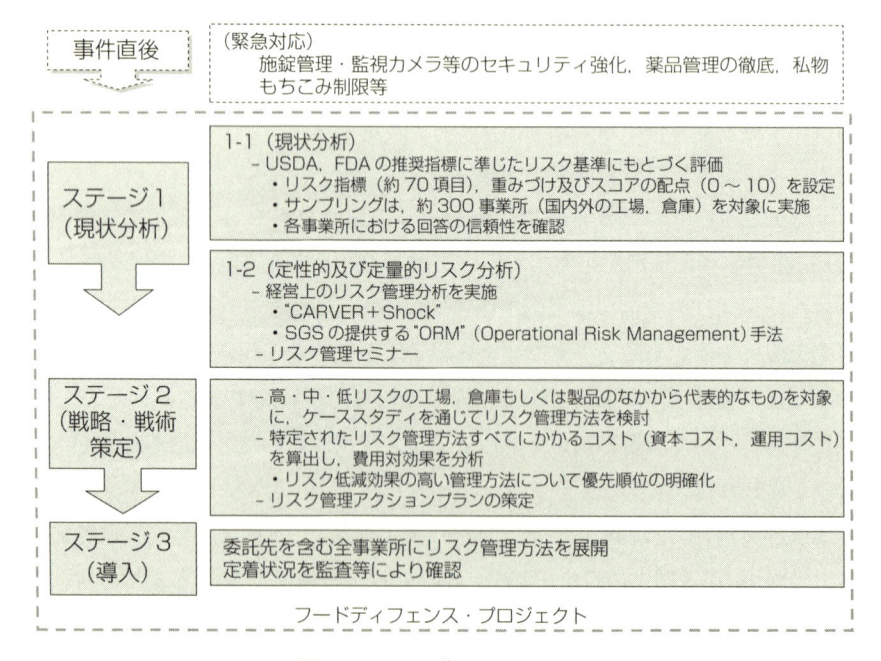

図 5.51 ＦＤ導入のプロセス

5.6 自社規格での取り組み事例(2)──テーブルマーク株式会社

及び倉庫に対して，アンケートを実施した．対象企業は，約300社に及んだ．自己評価であるアンケート結果に，当社が保有する当該企業への監査結果を加味したスコアを用いて，現状分析を行った．

スコアを国別に集約すると，意外にも日本におけるFD対応スコアが最も低く，中国をはじめとする海外事業所の方が高いという結果になった（図5.52参照）．海外の事業所においては，FDという視点のみならず，盗難などの犯罪リスクを回避するためのセキュリティ対応が堅牢となっており，結果としてFD上のリスク管理も日本よりも先行しているものと考えられた．

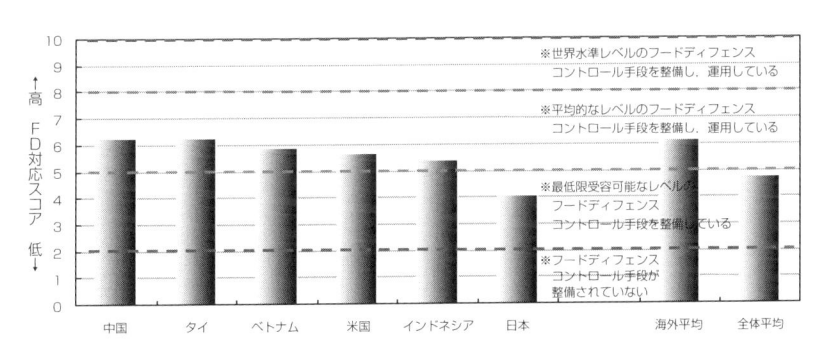

図 5.52 国別FDリスクの現状（2009年1月）

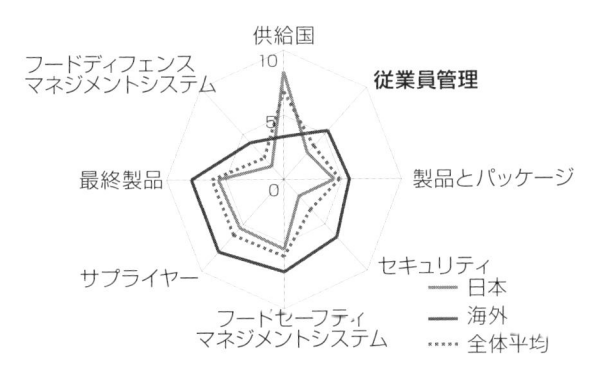

図 5.53 指標別FDリスクの現状（2009年1月）

また，リスク指標別に集約してみると，フードディフェンスを体系的に取り組むためのフレームワークとなる"フードディフェンス・マネジメントシステム"と人事管理や労務管理を含む"従業員管理"の項目が脆弱という結果となった（図5.53）．日本においては，これらに加えて，"セキュリティ"が脆弱という結果となり，監視カメラや入場管理時のID管理などのハード面での対応が，海外に比べて遅れていることが判明した．

さらに，上記の実態をふまえつつ，USDAおよびFDAの推奨するFDの取り組みについて，リスク管理の視点から評価を行った．本プロジェクトにおいては，リスク管理の考え方から，リスクを

リスク＝確率（起こりうる可能性）×結果（結果の深刻さ）

と定義し，CARVER＋Shock法やSGS社の提供するOperational Risk Management（ORM）を用いて，どのようなFD対策がリスク低減に効果的かを検討した．なお，リスク低減効果を検討するに際しては，起こりうる可能性の低減効果と結果の深刻さを軽減する効果の両者について，それぞれ定量分析を行った．

(2) 戦略・戦術の策定

高・中・低リスクの工場・倉庫もしくは製品の中から代表的なサイトやものを抽出し，FDプログラム作成のためのケーススタディを行った．また，リスク管理のための個々の対策について，リスク管理にかかるコスト（資本コスト，運用コスト）を算出し，費用対効果の分析を行った．

これらのケーススタディや分析の結果については，主要なサイトの管理責任者とも意見交換の場をもち，リスク低減効果の高い管理方法について優先順位の明確化を試みた．管理責任者からは，次のような意見があった．

① FD対策の国別統一化の是非

性善説に立脚した国内マネジメントスタイルに，監視カメラ等セキュリティ対策は馴染まないのではないか？　また，海外（特に中国）ではマネジメントシステムを構築しても形骸化しないか（維持は可能か）？

5.6 自社規格での取り組み事例(2)——テーブルマーク株式会社　　151

　　海外の工場では，敷地境界線に高さ2m以上のコンクリート製の塀を設置しているが，国内でそれを取り入れたら，地域から親しみを感じてもらえなくなるのではないか？
② FSMS（ISO 22000）との二重管理
　　FDプログラムと工場で運用しているISO 22000との二重管理が発生することになり，煩わしさが生じないか？
　このような意見をふまえて，FDプログラムには，地域や商品別のリスクレベルに応じた選択肢を付与することとし，最適規範Best Practiceと適正規範Minimum Requirementを併記することとした．また，ISO 22000と両立させるために，ISO 28000サプライチェーンのセキュリティマネジメントシステムの規格を参考にして，FDプログラムの組み立てを行った．

(3) 導入

　半年間にわたるプロジェクトの成果物として，FDのための"リスク管理統合プログラム"が完成し，2009年度下期から委託先を含む全サイトに導入を開始した．これまでにも，プロジェクトのなかで実施してきた現状分析結果の共有会議やリスク管理セミナーなどに，各サイトの責任者に参加してもらってきたところであるが，改めてプログラムの詳細について説明会を複数回開催し，導入に至った．なお，導入推進のために，改めて"FD導入プロジェクト"を設置した．
　導入以降の定着状況を確認するため，半年ごとにFD導入プロジェクトが全サイトの監査を行った．FD監査については，定着が確認できた時点から定期監査に組み込んでいる．

5.6.6 現在実行中のFD対策の管理方法

　当社が運用している現在のFDプログラムについては，セキュリティ確保の観点から非開示としており，内容の詳細を記せないため，目次についてのみの紹介に留める（図5.54参照）．

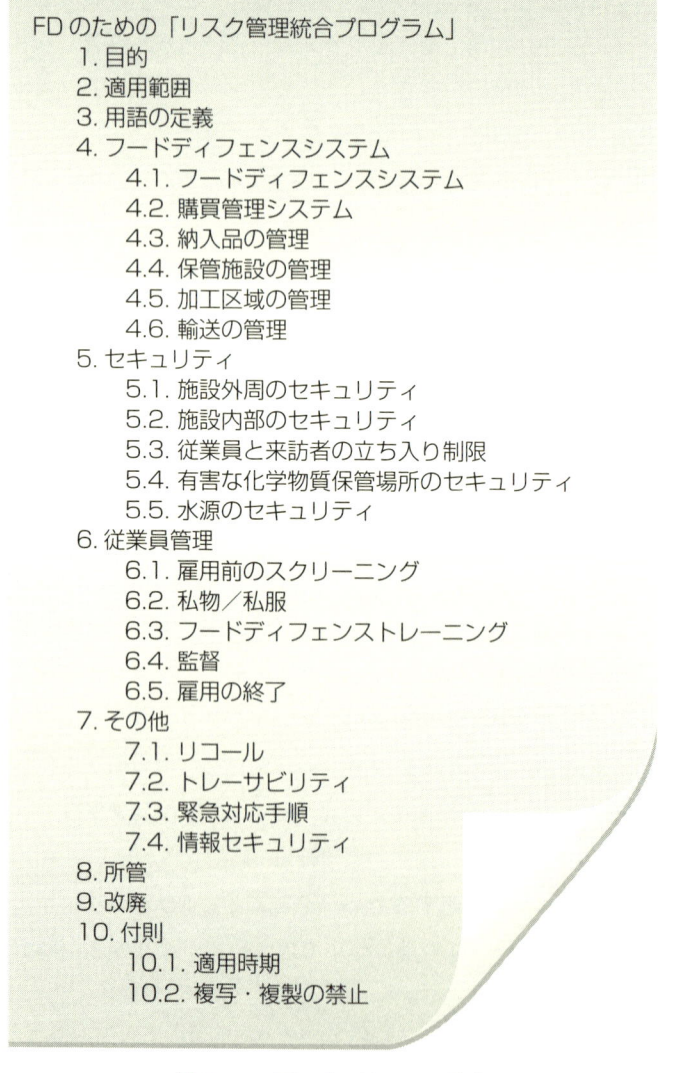

FDのための「リスク管理統合プログラム」
　1. 目的
　2. 適用範囲
　3. 用語の定義
　4. フードディフェンスシステム
　　　4.1. フードディフェンスシステム
　　　4.2. 購買管理システム
　　　4.3. 納入品の管理
　　　4.4. 保管施設の管理
　　　4.5. 加工区域の管理
　　　4.6. 輸送の管理
　5. セキュリティ
　　　5.1. 施設外周のセキュリティ
　　　5.2. 施設内部のセキュリティ
　　　5.3. 従業員と来訪者の立ち入り制限
　　　5.4. 有害な化学物質保管場所のセキュリティ
　　　5.5. 水源のセキュリティ
　6. 従業員管理
　　　6.1. 雇用前のスクリーニング
　　　6.2. 私物／私服
　　　6.3. フードディフェンストレーニング
　　　6.4. 監督
　　　6.5. 雇用の終了
　7. その他
　　　7.1. リコール
　　　7.2. トレーサビリティ
　　　7.3. 緊急対応手順
　　　7.4. 情報セキュリティ
　8. 所管
　9. 改廃
　10. 付則
　　　10.1. 適用時期
　　　10.2. 複写・複製の禁止

図 5.54　FD プログラムの目次

　当社では，実際の FD の効果を確保するためには，FD プログラムと FSMS の組み合わせのみでは困難と認識している．すなわち，全社的なコンプライア

5.6 自社規格での取り組み事例(2)——テーブルマーク株式会社

ンス体制や従業員教育，コミュニケーション活動といった経営方針とも連動させる必要があるものと考えている（図5.55参照）．

具体的には，コンプライアンス推進のため，グループの定める"行動規範"や"行動指針"を全社員が共有するとともに，モラル教育・啓蒙を不断に実施しているところである．また，従業員のモチベーション確保のため，国内事業所ではや小集団活動に注力し，中国の事業所では，"以人為本"という言葉を用いて，従業員の労働環境の整備や人間本位の人事管理に重点を置いた経営を指向している（図5.56，図5.57参照）．

なお，2010年11月に操業した当社の魚沼水の郷工場（図5.58）は，FSMSに加えてFDも導入して，"食品安全安心の確立を目指した地道な活動"が評価され，2012年11月に日本食糧新聞社制定の"第21回食品安全安心・環境貢献賞"を受賞した（図5.59）．この工場のFDは，"リスク管理統合プログラム"における最適規範Best Practiceのほぼすべてを取りいれており，当社の判定基準では，FD対応スコアは8点を超え，海外事業所を上回ったFD水準となっている．

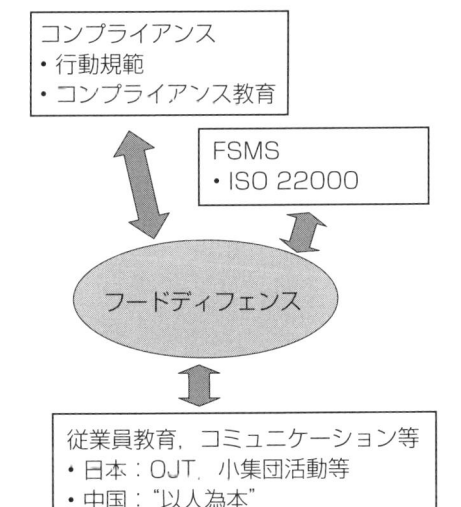

図 5.55　経営管理における FD

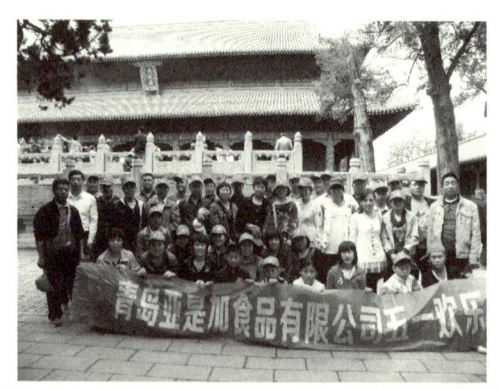

図 5.56　社員旅行（中国子会社：青島亜是加食品）

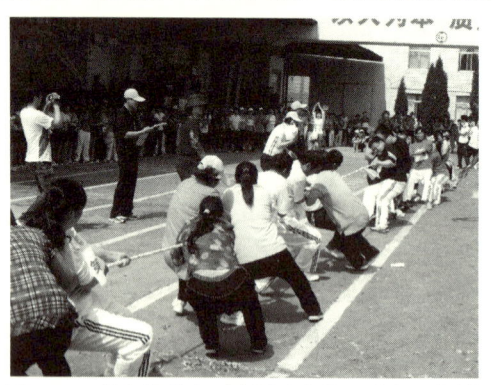

図 5.57　社内運動会（中国子会社：威東日食品）

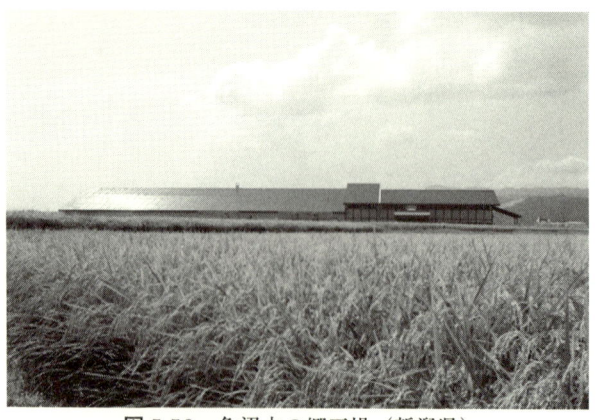

図 5.58　魚沼水の郷工場（新潟県）

5.6 自社規格での取り組み事例(2)——テーブルマーク株式会社

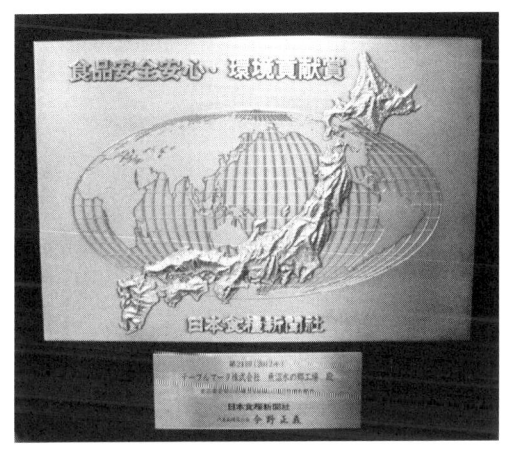

図 5.59 食品安全安心・環境貢献賞

5.6.7 FD 対策を検討している企業の皆様へ

当社親会社の JT は，冷凍ギョーザの農薬混入事件を契機にいち早く，FD の取り組みを開始し，独自の FD のための"リスク管理統合プログラム"を策定した．当社は，本プログラムに則り，時代変化にも対応するため，定期的な脆弱性の分析と防御計画の見直しにより，システムのブラッシュアップに努めている．

日本国内においても，長期的な景気低迷やグローバライゼーションの進展を起因とした終身雇用制度の見直し等に伴い，従業員の流動化や会社への忠誠心の希薄化が進んでいる．また，日本人独特の集団主義的価値観も変わってきており，性善説に立脚した日本的な（または情緒的な）マネジメントのみでは，不確実性を回避できない状況になっている．加えて，フードチェーンのグローバル化が進展している今日，食品企業はリスク管理の一環として FD を検討する必要がある．

昨今では，FSSC 22000 のように FSMS と FD を合理的に組み合わせた国際規格も存在し，このような規格を導入することが取り引きの条件になることも，徐々に具体化しつつある．このような事業環境の変化を考えると，食品事

業者にとってFDの必要性は，いちじるしく増大しているところである．

　今後，私どもの導入事例が，FD構築を検討している企業の皆様に参考となれば幸いである．

〔テーブルマーク株式会社　大山　稔〕

特別寄稿

小売業の立場からみた食品メーカーへの提言

1. HACCP認定工場の閉鎖というトラウマ

2000年の1月に北京から帰国した際に，私は会社から6か月のリハビリ期間をもらうという経験をした．当時は食品事業部長付という立場で，北海道や関西そして中京の店舗や，食品メーカーさんの工場等をそれこそ自由に視察訪問するという仕事をしながら日本になじんでいくという期間であった．そんななか2000年の6月に，歴史に残るあのY乳業事件が発生した．私がQC室食品の責任者の辞令をもらう約3か月前のできごとだった．"岡目八目"という言葉があるが，弊社の牛乳仕入れ部門の責任者になる親しいS氏の，大変な状況と立場を冷静に，そしてつぶさに横からみてきたつもりである．その経過は御存知の方が多いと思うので省略する．

実はこの事件に関して私には今でも忘れられないできごとがある．これは関西方面が発端であったが，一度はこれで収まったと思える状況になったことがあった．お疲れ会と称してS氏を含め3人で，昔の本部のあった最寄駅の神谷町で中ジョッキを囲んで乾杯した直後に，彼の携帯電話が鳴り始めた．"Y乳業の日野工場でも，問題が発生しているらしい！"という内容だったと記憶している．実際はここから全国に知られるさらに大きな事件に拡大していったわけである．

彼は場所が近いこともあって"ちょっと本部に戻ってくるわ！"と途中で席を立ってしまった．結局2時間待っても居酒屋に戻って来なかったのである．残された私と連れは，新橋まで場所をかえて飲みにいってしまった．後日談に

なるが"2人とも冷たいよな？"と非難されてしまった．このS氏にとって，この一連の事件が大きなトラウマになり，彼自身にとっても食品の品質管理に関する大きな教訓となったことは間違いない．最終的には北海道は大樹工場の脱脂粉乳の黄色ブドウ球菌汚染が，原因であることが判明したのは御存知のとおりである．

そして2000年の9月にQC室食品担当総括マネージャーの辞令をもらい責任者となったが，翌2001年3月には"牛タタキO-157集団食中毒事件"が発生した．栃木県のT社で製造加工した牛タタキが原因とされ，私達のグループ企業であった食品スーパーがメインの販売先だった．原料の米国産牛肉のモモ部位が，腸管出血性大腸菌O-157に汚染されていた事実が判明するまで少し時間がかかったが，米国から輸入された原料の牛肉のモモ部位は，コンテナー同一ロットの残りの半分が，大阪の営業冷凍冷蔵庫で発見され保健所の検査でO-157が検出されたことで断定された．200名近くに及ぶ有症患者が発生し，被害者の方々の最終的な解決まで10年かかることになったと聞いている．

そしてこの2つの事件は，それぞれがHACCPの認定工場を返上するという結末を迎えることになる．Y乳業大阪工場とT社の栃木工場がその対象となり最終的に閉鎖ということになった．2001年4月26日付けの厚生労働省のホームページに，T株式会社の総合衛生管理製造過程の承認辞退についてと題して以下のように記載されている．"本年3月中旬以降，千葉県等で発生した腸管出血性大腸菌O-157集団食中毒事件の原因食品となった'牛タタキ'を製造したT株式会社取締役社長のT氏より，本年4月17日食品衛生法第7条の3，第11項の規定に基づく総合衛生管理製造過程の承認を辞退する旨の申し出があり，本日これを承認したので御知らせします"とあった．

2000年と2001年と連続したこのできごとは，小売業食品の品質管理分野ではビギナーであった私に，改めて食品の品質管理に関する，いわゆる認証制度の仕組みに対して，大きな不信感という先入感とトラウマを植えつけてしまう．それは"ISO 22000"から"FSSC 22000"へと進化を重ねても，基本的にはぬぐい切れない感情となっていき，2004年に世界規模で認証検査業務を

手掛けるＳ社日本法人からのお誘いで，オランダを視察訪問し検査機関の実態や，食肉処理場や現地食品スーパーでの運用事例を確認してきたが，残念なことに小売業食品で第三者認証を導入するという具体的成果につながることにならなかった．

　もともと日本人の心情に最も適合しないともいわれる認証ビジネスに関連する組織の皆様から，小売業の食品を，中でも食肉を経験担当し，さらに食品の品質管理業務についた人間を，改めて納得させられるような内容の認証の仕組みが提示されること，さらに食品メーカーではない小売業にとってどのような利点があるのか，また将来に向けてのビジョンも表現していただけることを期待し，私からは反論的な表現が多くなるが，否定ではなく疑問であると解釈していただき，この本の読者とステークホルダーを説得していただきたいと，はなはだ勝手な言い分ではあるが，ぜひともお願いしたいと考えている．

2. 中国産冷凍野菜の農薬汚染

　研究者の世界にはフィールドという言い方があると聞いたことがある．在野とでも言うか，現場といってもよいかと思う．いいたいことは本当にフィールドに強いというか，現場をよく知っているかということである．学者や研究者の世界では必ず意見が分かれてしまう．BSE狂牛病でも，原発立地直下の活断層等でも意見が割れた．ただ自説を絶対とする研究者は，私はみていて不愉快になる．特に昨今はメディアをだますような，うさんくさい研究者もいるから．だからフードディフェンスの問題は，小売業での体験談として，私は中国産冷凍野菜・冷凍食材を材料にするしかないと考えた．

　2008年1月31日（木）朝刊から，新聞各紙が一斉に報道を始めたこの中国産冷凍餃子事件は，弊社も当事者の一角をなす大きな事件となった．Ａ新聞は"素通り農薬，食卓襲う"と大きく報道していた．タイトルを確認してみると"めまい・吐き気・全身しびれ""被害者（命が危うく）""絶対食べないで""各地で商品撤去"と続いている．さらに小見出しでは"同じ症状の訴え相次

ぐ""被害拡大阻止へ今日閣僚会議""首相（至急対応）"ということでイトーヨーカ堂の山梨県の店舗では，該当商品の撤去作業まで写真撮影されてしまった．広報室（現広報センター）がよくOKしたなというのが感想であったが，いろんな意味で現場にも混乱があったのだろうと思う．

　私は60歳定年を直前にして，辞令をもらい嘱託になっており，直接陣頭指揮をとることはなかった．しかしながら緊急で設置されたフリーダイヤル20回線での，お客様からのお問い合わせへの対応は，私自身も開始時間から午前中に，10件前後の応対をさせてもらった．そのなかで今でも記憶に残っているのは，関西の年配女性のお客様からの電話であった．"JTさんのフリーダイヤルに何回も電話してるんやけど，なかなか出えへんからこっちにに電話したんや"というものだった．やはりJTさんの回線がパンクしているのだろうなと思った．

　私達には2002年に"中国産冷凍ホウレン草事件"（図1）の際に対応を経験し，反省と教訓が残っていた．もちろん当時も事前に情報収集しており，我々より先に新聞告知をされ，フリーダイヤル体制をとられたニチレイさんに問い合わせし"初日に1,000件はくると思います"という情報が，大いに参考になったと記憶している．

　実際は初日に九百数十件で受電対応はほぼ問題なく終了した．私自身もお客様からの電話に，何件か直接対応する経験をさせてもらった．それがないと困るという居酒屋の大将，自分でおひたしをつくるより便利だったという高齢の女性，すりおろして離乳食にしていたのにという若いお母さん，底流にあるのは"イトーヨーカドーさんのだけは大丈夫と信じていたのに"というストアロイヤリティに対する失望の声だったと思う．小売業の食品関係者でなければ体験することのできない，ユーザーインターフェイスにもとづく"ヒューマンインターフェイス"であることの大切さを教えてくれたできごとであった．

2. 中国産冷凍野菜の農薬汚染

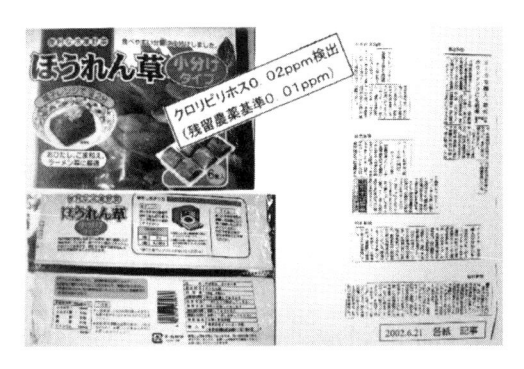

図 1

3. フードディフェンスという用語に最適な事例

　私達小売業の品質管理部門は，非常に間口の広い対象品を抱えているのが大きな特徴である．加工食品・ドライグロサリー，デイリー食品・日配品そして食肉・加工肉・鶏卵，野菜・果物，鮮魚・塩干，惣菜，他と多岐にわたり，扱いアイテム数もコンビニよりはるかに多くなっている．

　そんななか，過去 10 年以上の体験のなかで大きなトラブルの記憶をたどっていくと，"フードディフェンス"の範疇に入ってくるのは"中国産冷凍餃子事件（メタミドホス）"だけであろうとの考えになった．私にはそれ以外に最適事例として思い出されるフードディフェンスの事例はない．

　餃子事件では私達も関西の K 店を通じて，該当商品の当事者となった．改めて確認すると QC 室だけでも，厚さが十数 cm になる記録が残っていた．兵庫県警から，従業員が事情聴取を受けたという記録もあり，そんな書類があったことは，今ごろになって初めて知った．

　同じ年の 10 月に起きた"中国産冷凍インゲン事件（ジクロルボス）"は餃子事件の影響を受けて，先入感が判断を支配する形で，大変不本意な展開をみせ，個人的にもあるできごとに対し久し振りに激怒する事態を経験した．

　結局，膨大な数量のインゲンが検査されたが，初発の該当品以外からはまるで検出されないという結果に終わった．私はすでに QC 室の責任者の立場を退

いていたので，最終的な決着について立ち入ることはしなかった．実際にこれ以上追求してはいけないような雰囲気で終わってしまったと思う．

　何が重要で優先順位が高いかという考え方をすれば，お客様から直接苦情を受ける立場の我々が，工場現場に立ち入りして驚くのは"ゴキブリの存在"や"神棚の存在"や"素手で洋菓子づくり"等の信じられない実態が，放置されていることであり，これらは後のページで話したいと思う．

　HACCPやISO 22000等の仕組みを，否定するものではないが，それにしても残念な状況は，いくらでも存在している．そして"フードテロやフードディフェンス"という言葉に象徴される事故は，それほど頻発しているわけではないし，餃子事件にしても死者が出たわけでもない．

　もちろん，重体になられた方々の苦しみは承知で申し上げております．反面，食べてもまったく違和感のない浅漬けでO-157による死者があっという間に8人も発生している．それも高齢者や幼い子供達に襲いかかるわけであり，本来ならもっと集団食中毒事件に対して，軸足がより重くかかるべきではないか？　と個人的には，常に考えてきた．読者も，その緊急性とリスクの大きさを考えれば，当然だと思われるのではないだろうか？

4.　中堅・中小・零細食品メーカーの危うい実態

　この2年から3年，年末ギフトやクリスマスケーキ，そしてイベントや，催事企画（駅弁大会）や地方地域物産展，さらにネットショッピング等，こだわりや地域の名産品に銘品等の，いわゆるマスマーチャンダイジングにあわない商品の企画導入販売が急激に拡大してきている．沖縄・九州・四国・北海道・東北他韓国等がキーワードで展開販売されることもある．失礼な言い方になるかもしれないが，それらは工場といえるレベルではなく，住居兼用台所が作業場になったようなメーカーさんも存在している．誤解のないようにしてほしいのだが，規模の大小や新旧は関係なく，零細でもピリリと辛いそんな衛生管理や，クリンリネスが維持された工場も少なくない．

そういう環境のなか，視察に入ったある駅弁の工場では，現場にはくもの巣，ラインの下にはゴキブリという実態に"ここではゴキブリを飼っているのか？"と質問したQC室食品の人間に"いえ商品には入りませんから"と回答する始末である．"オイオイ，そういうことかよ！"と非常に大きなギャップを感じてしまったようである．もちろん，即取引停止ではなく一時中止とし改善の徹底をお願いして，その成果が工場内にみえれば再開という判断をしている．

　また高級おせちの製造をお願いしている，あるメーカーの工場では，場内に"神棚"が祀ってあった．私達の頭の中では，異物混入のリスクが即座に想定されるので"何でこんなところに？　事務所のなかでもいいのでは？"と質問すると，返事はまじめな顔で"タタリ（？）がありますから"とのことであった．

　また，有名なある洋菓子・焼き菓子の工場を訪問視察すると，製造加工ラインの従事者はすべて素手で作業しており，"なぜポリ手袋を使用しないのですか？"との質問には"寿司屋ではポリ手袋なんか使っていないじゃないですか？"と説得されてしまう．50歳代の工場長で品質管理の責任者でもある方の発言であり，こんな現場の実態に数多く私達は遭遇している．

　その他にも地方・地域では有名でおいしい優良店として，支持されているケーキ屋さんでも，思わず"このあたりの保健所は，何もいわないのかな？"と思いたくなる店舗や作業場の実態は，いくらでもあった．私達が必至に指摘したうえに，さらに指導してもフォローできないくらい多く存在している．

　さらにますます複雑怪奇でマニアックに進化（？）していく食品の表示問題がかかわってくると，まったくお手上げの状況になっている．誤解を恐れずにいわせてもらうと"まあそれで，人は死なないから？"と妥協しそうにもなる．もちろん，妥協はしていないが！

5　食品の表示問題について

　食品の安全安心に関する表示問題が，厳密に考えた場合にきわめて重要で優先順位が高いかと考えれば，疑問符がつくのではないか．確かに食品アレル

ギーに関する表示は重要だと思う．アナフィラキシーで亡くなる方も実際に存在するわけであるから．しかしアレルギー症状は目に見えない細菌やウィルスの仕業ではなく，乳やタマゴやそば等に対して，細心の注意を払えば防止はできるはずであり，O-157 やノロウィルスのように人様に感染したり，他人から感染させられることもない．

　特に日本では表示問題については厳しいスタンスをとっている．過去さまざまの問題が発生したことが影響していると思う．飛騨牛の偽装，比内地鶏の偽装，輸入牛肉の偽装，韓国産カキの産地偽装，うなぎや，米の偽装とあげればきりがない．三重県内で生産される和牛はすべて松坂牛と呼べるのかといったものまであった．個人的には肉そのものがおいしければどうでもいいじゃないか，と割り切っているが，事件発生のたびに法規制が追加されてきた．世界に冠たる"複雑怪奇でマニアック"な表示とまでいわれる始末である．

　私達が，現場で対応している最もやっかいな，それでもめげずにしっかりと指導し徹底を計っている食品表示の事例のひとつを紹介したいと思う．

　"自然米のため，虫が混入している場合があります．ご了承下さい"．このシールが米のパッケージに添付されており，地元の産品を何とか販売拡大していきたいと考えた，ある市が販路開拓のためにサポートしてきた商品が米であり，しかも"自然米"との呼称が使われていた．このような商品コピーが，市の商工観光課の担当者のチェック確認もされず，素通りしているのをみると，QC 室のチェック確認で何度も差し戻し，再提出を繰り返し過去にも同様の指摘を受けながら，役所の担当課は何をやっているのだ？　という思いになる．生産者が知らないのはまだ許せるが，役所は保健所等，関係各部と連携すれば手を打てるはずである．行政や市側でもう少しバックアップできるのではないかと思う．定例の表示講習会とかに参加し，地方自治体の方々ももう少し，きちんとしたものを提出できるように，勉強してほしいと思う．

　表示の本質的問題は，虫が入っているかもしれないと表記しそれで実際に虫が発生したときに納得してくれるお客様はほとんどいないということである．このように勉強してほしいとの思いは，私どもの社内各部にも同じことがいえ

ると考えている．

6. 現場主義と現品主義の重要性

　もし今どきの食品メーカーさんに御用収めがあったとしたら，大したものだと思う．一般的にはクリスマスから年末最後は，この業界にとって書入れ時であり最も緊張すべき時期である．工場の稼動や製造生産については，正月休みということもあるだろう．しかしコンビニを含めて多くの小売業は，元旦から営業しているから，いいたいことはそういう大局的な観点から，食品業界全体をみているかということである．ここにおもしろいエピソードを披露したい．

　確か7年から8年前になるかと思うが，当時若い裁判官を民間企業内研修ということで，1年間にひとりという条件で受け入れていた．私もQC室の食品担当GMという立場で，3人の女性判事補にレクチャーしてきていた．

　一番最後の年に参加したのは，N大学の法学部を出て司法試験を突破し判事になった女性で，研修のカリキュラムは，およそ1か月単位で各部門で研修することになっていた．当然お店体験もあり青果部門の担当として現場での販売経験も重ねることができたようであった．

　そして役所であればすでに御用収めで，ほとんどお休みしているそんなタイミングで，彼女は年末年始の出勤を指示された．お店は元旦から営業しているから当然なことであった．その後，1年間の研修を終えた彼女から最終的なレポートの提出があり，その中から私にとって最も印象的で忘れられない一節を紹介する．

　"お正月は，それこそ家で家族全員が揃ってこたつを囲みTVでも見ながらおせちやお雑煮そしてお酒を飲み，ミカンでも食べながら過す物だとズーット思っていました．ほとんどの家庭がそうなのだと考えていました．ところが，イトーヨーカ堂さんのお店での体験は，まさしく'目からウロコが落ちる'の思いでした．正月元旦から開店営業して，しかもあれだけ沢山のお客様が，御来店になり，実際に多くのお買い物をされるという事を全く知りませんでした"．

裁判官が市民というか庶民の本当の生活実態を知るということも，この研修の目的であったろうと考えている．彼女は当時，近く導入される裁判員制度に関する情報もしっかりとPRして現場に戻っていった．
　前段でフィールド現場に強いというか，いかに強くなるかも大切なことだと述べた．現場の現状や実態を知るといってもいいだろう．実際に福島の山の中でとりインフルエンザやサルモネラの研究者として，農場の鶏と向き合って日夜奮闘されている先生を存じ上げている．
　私の記憶に間違いがなければ20数年前，まだ平成の年号に移行する前であったと思う．兵庫県の播州素麺揖保の糸で事故が発生したことがあった．揖保の糸といえば，たつの市であり，多分その近辺にあった保管倉庫でのトラブルであった．そうめんは1年間倉庫でねかせて熟成したものをヒネといっている．
　その倉庫では当時ねずみ対策として，殺鼠剤が使用されていたらしい．その中にヒ素が使用されていたそうである．旧日本軍のものという話もあったが，定かではない．詳細を省くが，その殺鼠剤が素麺に混入してしまうという事故であった．もちろん微量だったと思うし，お客様からのお申し出だったかどうかも今となっては定かではない．
　いずれにしても，現物を確認しなくてはならないので，担当バイヤーは兵庫県のたつの市まで出向いて倉庫の実態は確認していたと思う．当時の食品事業部長はゆでた現物のソーメンを，周りが静止するのも聞かずに試食し，ガッツリと口の中に素麺を放り込んだ彼は，即座に吐き出してしまったそうである．もし同じものがお客様にわたっていたらと，そのレベルを身を挺して確認したことになる．同じことをやれと推奨するものではないが，その姿勢は大いに参考にすべきだと思う．

　最後にいいたいことは，食品の問題のすべてが仕組みやシステムで牛耳れるものではないのでは？　といいたいのである．そういうスタンスであったから普及しなかったし定着しなかったのではないだろうか．机上の空論ではなく認

証制度の正しい普及のために，日本の第三者認証・国際審査登録検査機関として，もう一度，食品メーカーさんの規模と力量・設備の新旧・人材等，さまざまの与件を考慮して，さらに日本と欧米の違いも認識したうえで，それぞれでわかりやすい説得材料をつくりあげて，あえてこの言葉を使うが，合意形成のためにファシリテートしてほしいと思う．

　一見，生意気な意見かもしれないが，あれから10年，15年と経過し，同じ事故の再発のないことを祈る気持ちがそうさせていると思っていただければ幸いである．

（元・株式会社イトーヨーカ堂　伊藤正史）

索　引

【アルファベット】

ALERT（警戒態勢）　14, 42
Assessing the Threat　89
BSE　62
BSE（狂牛病）　62, 159
CARVER + Shock　13, 150
CPNI　87
Due diligence　87
Employees FIRST　13
FDA　14, 19
FD プログラム策定　148
FD 対策の管理方法　129
FD 導入プロジェクト　151
FOOD SAFETY ISSUES　89
FSMA　19
FSMS　94
FSSC 22000　33, 84, 95
GFSI　33
GFSI ベンチマーク規格　53
HACCP　20, 68, 134, 146
ISO 9001　134, 146
ISO 22000　84, 87, 94, 146
ISO/TS 22002　33, 67, 94
JT の食の安全管理強化策　145
NQMS　83
O-157　110, 158
ORM　150
PAS 96：2010　23, 31
PAS 220　33, 84, 87
PRP　33
SARS　59, 87
SQF 2000　67, 110
SQF（Safe Quality Food）　45
　――プラクティショナー　49
　――食品保全プログラム　127
　――認証取得　131
TACCP　23, 88
TACCP チーム　25
TPM　134
USDA　14
WHO 指針　112
5W1H　136

【あ　行】

アクセス管理　28
アナフィラキシー　164
アレルギー症状　164
アレルゲンコントロール　105
意図的な混入　147
異物混入の管理　52
異物混入のリスク　163
エコナ問題　61

【か　行】

黄色ブドウ球菌汚染　158
危機管理基本規程　70
危機管理広報マニュアル　73
危機管理策　58
客観的なリスク　62
教育プログラム　75
脅威の評価　26
緊急時対応計画　74
緊急時連絡体制　70
偶発的な混入　91
国別 FD リスクの現状　149
グリコ・森永事件　7, 43, 55
ケアフード　108
検証活動と継続的改善　130
原料原産地の表示問題　64
国立感染症研究所　59
コンプライアンス　152

【さ　行】

佐賀アウトパックセンター事件　126
作業着の管理　121

シアン化合物事件　56
敷地内への出入りの管理　118
事業継続マネジメント　24
施設内への出入りの管理　119
実践的トレーニング　76
私物のもちこみ・保管のルール化　122
従業員包括性　26
集団食中毒事件　162
消費者目線　64
情報発信　55
食品事故情報告知ネット　10
食品セキュリティ予防措置ガイドライン　21
食品の安全確保推進研究事業　21
食品の表示一元化検討会　64
食品防御　33
食品防御対策ガイドライン　19
新型インフルエンザ　87
ステークホルダー　67
脆弱性　15
脆弱性評価方法　14
世界保健機構（WHO）　7
施錠管理の徹底　117
全国清涼飲料工業会　64
総合衛生管理製造過程　110

【た　行】

体感リスク　62
立ち入り制限区域　40
中国産冷凍インゲン事件　161
中国産冷凍餃子事件　8, 55, 57, 63, 159
中国産冷凍ホウレン草事件　160
ディフェンスレベル　142
鳥インフルエンザ　62

【な　行】

名張毒ぶどう酒事件　7

【は　行】

バイオテロ法　7
ハザード分析・ハザード評価　41
パラコート事件　7
ヒューマンインターフェイス　160
表示問題　163
品質保証カメラ　141
品質保証規程　147
ファシリテート　167
フードチェーン　41
フードディフェンス　34
　——４原則　135
　——レベル　137
風評被害　67
不測事態対応計画　30
フローダイアグラム　29

【ま　行】

水の管理　49
モラル教育　103

【や　行】

有機リン系殺虫剤　57
要員監視　102
予防管理措置　19

【ら　行】

ラインセパレート　105
リスク管理統合プログラム　151, 155
リスクコミュニケーション　58
リスク認知　63
リスクマネジメント　68
リテールHACCP管理　107
流通食品への毒物の混入等の防止等に関する特別措置法　7

【わ　行】

和歌山県のヒ素カレー事件　7, 55

フードディフェンス対策と食品企業の取り組み事例

定価：本体 1,500 円（税別）

2013 年 9 月 10 日　　第 1 版第 1 刷発行
2014 年 4 月 30 日　　　　　　第 2 刷発行

編 著 者　フードディフェンス対策委員会

発 行 者　揖斐　敏夫

発 行 所　一般財団法人 日本規格協会
　　　　　〒108-0073　東京都港区三田 3 丁目 13-12　三田 MT ビル
　　　　　　　　　　　http://www.jsa.or.jp/
　　　　　　　　　　　振替　00160-2-195146

印 刷 所　日本ハイコム株式会社

© Food Defense Committee, et al., 2013　　　　　Printed in Japan
ISBN978-4-542-50270-3

- 当会発行図書、海外規格のお求めは、下記をご利用ください．
  営業サービスユニット：(03)4231-8550
  書店販売：(03)4231-8553　注文 FAX：(03)4231-8665
  JSA Web Store：http://www.webstore.jsa.or.jp/